Heidelberger Taschenbücher Band 32

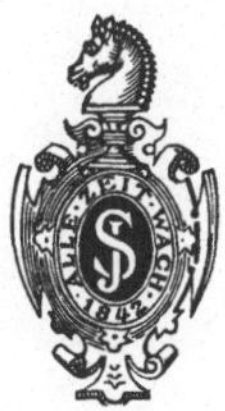

F. W. Ahnefeld

# Sekunden entscheiden - Lebensrettende Sofortmaßnahmen

Mit 63 Abbildungen

Springer-Verlag Berlin Heidelberg GmbH 1967

ISBN 978-3-662-30637-6          ISBN 978-3-662-30705-2 (eBook)
DOI 10.1007/978-3-662-30705-2



Library of Congress
Catalog Card Number 67-31173
Titel-Nr. 7562

# Vorwort

Der größte Fortschritt der zeitgenössischen Medizin ist die Vereinfachung und Vereinheitlichung der Wiederbelebungsverfahren. Ohne Apparaturen und Geräte ist es heute selbst dem ausgebildeten Laien möglich, die vitalen Funktionen von Atmung und Kreislauf aufrecht zu erhalten und dadurch Menschenleben zu retten, die früher verloren gewesen sind.

Ermöglicht wurden diese Fortschritte durch die rationelle wissenschaftliche Untersuchung der bisherigen Wiederbelebungsmethoden. Die einfachsten und ältesten Verfahren haben sich dabei überlegen gezeigt, wenn gewisse Handgriffe sorgfältig und überlegt durchgeführt werden.

Es ist ein Verdienst des Mainzer Dozenten für Anaesthesiologie Dr. Friedrich Wilhelm Ahnefeld, in dem vorliegenden Band die einfachen Sofortmaßnahmen der Wiederbelebung in einer auch dem gebildeten Laien verständlichen Form dargestellt zu haben. Das Werk eignet sich deshalb besonders als Vorlage zum Unterricht.

Möge dieses Bändchen zahlreichen Ärzten helfen, die einfachen Wiederbelebungsmaßnahmen einem weitem Kreis von Pflegepersonen, Transportsanitätern und Laienhelfern, den Mitgliedern der Rettungsorganisationen und darüber hinaus hoffentlich auch allen Führerscheinbewerbern so klar zu machen, daß sie geistig parat sind, wenn Sekunden entscheiden über Leben und Tod.


Mainz, Oktober 1967      Professor Dr. med. Rudolf Frey
Direktor des Institutes für Anaesthesiologie
der Universität Mainz
Bundesarzt des Deutschen Roten Kreuzes

# Inhaltsverzeichnis


A. Einleitung . . . . . . . . . . . . . . . . . . . . . . 1

B. Allgemeine Vorbemerkungen . . . . . . . . . . . . . 5

C. Bergung bei akuter Gefahr . . . . . . . . . . . . . 8

D. Grundsätzliche Vorbemerkungen zur Durchführung lebensrettender Sofortmaßnahmen . . . . . . . . . . . . . . . 12

E. Maßnahmen zur Wiederbelebung von Atmung und Kreislauf . 18

I. Störungen der Atemfunktion . . . . . . . . . . . . . 18

a) Ursachen . . . . . . . . . . . . . . . . . . . . . 18

b) Sofortmaßnahmen zur Normalisierung der Atemfunktion . . . . 19

II. Der Kreislaufstillstand . . . . . . . . . . . . . . . 45

a) Ursachen und Formen des Kreislaufstillstandes . . . . . . . 45

b) Symptomatik des Kreislaufstillstandes . . . . . . . . . . 47

c) Die Sofortmaßnahmen bei einem Kreislaufstillstand . . . . . . 47

d) Zusätzliche Maßnahmen und medikamentöse Therapie . . . . . 56

III. Störungen der Kreislauffunktion . . . . . . . . . . . . 58

a) Definition und Ursachen des Schocks . . . . . . . . . . . 58

b) Symptomatik des Schocks . . . . . . . . . . . . . . 61

c) Therapie des Schocks . . . . . . . . . . . . . . . . 63

α) Sofortmaßnahmen . . . . . . . . . . . . . . . . . 63

β) Volumensubstitution . . . . . . . . . . . . . . . . 67

γ) Zusätzliche Maßnahmen bei Schockpatienten . . . . . . . . 69

IV. Lagerung . . . . . . . . . . . . . . . . . . . . 71

a) Rautek-Lage . . . . . . . . . . . . . . . . . . . 72

b) Stabile Seitenlagerung . . . . . . . . . . . . . . . . 74

c) Hinweise für die Lagerung auf dem Transport . . . . . . . . 76

V. Der Transport von Notfallpatienten . . . . . . . . . . . 78

VI. Schluß . . . . . . . . . . . . . . . . . . . . . 81

Literatur . . . . . . . . . . . . . . . . . . . . . . 82

# A. Einleitung

Bei der Erstversorgung eines Verletzten stand früher die *örtliche,* durch das Trauma ausgelöste Schädigung im Vordergrund. Sowohl der Arzt als auch der Laienhelfer wurden vorwiegend in Maßnahmen ausgebildet, die auf eine behelfsmäßige Versorgung dieser Schädigung ausgerichtet waren. Hierzu gehörten die Blutstillung, das Anlegen eines keimfreien Verbandes, die Schienung eines Bruches etc. Der Begriff der *Wiederbelebung* war eng umgrenzt. Am Orte des Geschehens standen dafür praktisch nur die manuellen Beatmungsmethoden zur Verfügung, die fast ausschließlich bei Ertrunkenen, Starkstromverletzten und durch Gase Vergifteten zur Anwendung kamen. Die in den zurückliegenden Jahren erzielten Forschungsergebnisse zahlreicher medizinischer Fachdisziplinen gaben Anlaß zu einer grundlegenden Revision vieler, bisher für die Erstversorgung gültiger Anschauungen. Zwar werden die seit langem bewährten Grundsätze der Ersten Hilfe, soweit sie die Wundabdeckung, die Schienung eines Bruches usw. betreffen, beibehalten, dennoch erfordern die neuen Erkenntnisse eine *Umstellung* in der Reihenfolge der Versorgung, darüber hinaus die Lehre und den Einsatz *neuer* Methoden. Der Laienhelfer und der Arzt sollen zwar bei einem Verletzten zunächst feststellen, welche Schäden vorliegen. Hierbei handelt es sich jedoch nur um eine grobe Orientierung, bei der keine Zeit verloren werden darf. Wichtiger erscheint heute die Beantwortung der Frage: *Welche Auswirkungen haben die infolge einer Gewalteinwirkung oder einer akuten schweren Erkrankung entstandenen Schäden auf die lebenswichtigsten Funktionen des Körpers, d. h. auf die Atemtätigkeit und das Kreislaufgeschehen?*

Stellt der die Erstversorgung durchführende Laienhelfer oder Arzt Veränderungen an diesen beiden Funktionen fest oder ist nach Art der Schädigung auch nur eine Störung dieser Funktionen anzunehmen bzw. zu erwarten, so müssen *sofort* Maßnahmen ergriffen werden, die geeignet sind, die Entstehung einer solchen Störung zu vermeiden, die Störung zu beseitigen oder zumindest die Verschlimmerung der bereits ausgeprägten Veränderungen zu verhindern. Hierfür stehen heute einfache, ohne jedes Hilfsmittel anwendbare Methoden zur Verfügung,

die zusammengefaßt als *lebensrettende Sofortmaßnahmen* bezeichnet
werden. Diese Kennzeichnung beschreibt klar die wesentlichste *Aufgabe*
des *Ersthelfers.* Er muß in kürzester Zeit die infolge der Störung
lebenswichtigster Funktionen sich anbahnende *Todesursache* durch gezielte Sofortmaßnahmen *abwenden,* dadurch ein *Überleben sichern*
und damit die gefährliche Zeitspanne zwischen Entstehung der Verletzung und Einsetzen der klinischen Behandlung so überbrücken, daß
die nach diesem Zeitraum mögliche klinische Therapie noch mit Erfolg
zur Anwendung kommen kann. Selbstverständlich ist auch die Versorgung der örtlichen Schädigung durch Verbände, Schienen etc. nicht
unwichtig. Jedoch können z. B. die Schienung eines Bruches und der
Wundverband nicht mehr die bereits eingetretenen schwerwiegenden
und lebensbedrohenden Veränderungen an Atmung und Kreislauf beseitigen oder auch nur in günstiger Weise beeinflussen. Alle diese Maßnahmen dürfen daher *nur an zweiter Stelle* nach Abwendung der akuten Lebensbedrohung zur Anwendung kommen. Die bisherige Einstel-
lung, die Ausbildung der Studenten, die Fortbildung der Ärzte, aber
auch die Unterrichtung des Laienhelfers vorwiegend auf die Versorgung des *Unfallverletzten* auszurichten, ist nicht mehr haltbar. Für die
Entstehung einer akuten Lebensbedrohung, die sich vorwiegend aus
einer Beeinträchtigung der Atem- und Kreislauffunktion ergibt, ist es
im Rahmen der *Erstversorgung* von untergeordneter Bedeutung, *welche
Ursachen* zu diesen Störungen führen. Bei *Unfällen* handelt es sich vorwiegend um mechanische, thermische oder auch chemische Einwirkungen, die von außen kommend mehr oder weniger ausgedehnte Schäden
an der Oberfläche oder im Inneren des Organismus hervorrufen. Bei
einer *Vergiftung,* gleichgültig ob sie gewollt oder ungewollt eintritt,
werden von außen Stoffe zugeführt, die infolge ihrer Giftwirkung zu
Störungen an den einzelnen, für das Leben wichtigen Funktionssyste-
men führen. Bei einer *akut* einsetzenden *Erkrankung,* wie z. B. dem
Herzinfarkt, entsteht das plötzliche Ereignis, nachdem krankhafte
Veränderungen vorausgegangen sind, die dann plötzlich die Funktion
eines oder mehrerer Organe so einschränken, daß sich daraus eine akute
Lebensbedrohung ergibt. In *jedem Falle,* unabhängig davon, ob es
sich um einen Unfall, eine Vergiftung oder eine lebensbedrohliche akut
einsetzende Erkrankung handelt, entstehen für die Erstversorgung die
*gleichen* Aufgaben. Auch wenn die lebensrettenden Sofortmaßnahmen
nicht in jedem Falle eine vollständige Normalisierung der für das Überleben wichtigen Funktionen herbeiführen können und auch nicht im-

stande sind, die Ursachen, die diese schweren Störungen hervorriefen, zu beseitigen, ist es, wie die praktischen Erfahrungen in der Notfallmedizin zeigen, möglich, Zeit zu gewinnen, um den Verletzten oder Erkrankten transportieren und in die Klinik einliefern zu können. Auch dort werden zunächst, wenn auch unter Einsatz größerer Möglichkeiten, die während der Erstversorgung begonnenen lebensrettenden Maßnahmen fortgesetzt. Erst nach der *Diagnose* ist die Einleitung einer auf den Einzelfall ausgerichteten *speziellen Behandlung* möglich. Erst von diesem Zeitpunkt ab können die bei dem einzelnen Patienten wechselnden Ursachen, die bei einem Unfall oder einer Erkrankung eine Rolle spielen, gezielt angegangen werden. Jedes andere Vorgehen, insbesondere der Versuch, erst eine Diagnose stellen zu wollen, würde den Gegebenheiten nicht entsprechen, da in diesem Zeitraum bereits nicht mehr, auch unter Einsatz der modernsten Therapie, auszugleichende Schädigungen auftreten können. Wichtig erscheint allerdings nicht nur das *zeitgerechte* Einsetzen der verschiedenen im Einzelfall notwendigen Wiederbelebungsmaßnahmen, sondern in gleicher Weise auch die *Kontinuität.* Sowohl am Orte des Geschehens als auch auf dem Transport bis zur Aufnahme in die Klinik dürfen die einmal begonnenen Maßnahmen keine Unterbrechung erfahren. Ist z. B. die Spontanatmung oder die Herztätigkeit wieder vorhanden, so bedarf der Patient trotzdem weiterhin einer genauen und lückenlosen *Überwachung,* da jederzeit erneut Veränderungen auftreten können, die ein sofortiges Handeln erfordern.

Ausdrücklich sei nochmals betont, daß die lebensrettenden Sofortmaßnahmen nicht nur bei Verletzten, sondern in gleicher Weise bei Vergifteten und lebensbedrohlich Erkrankten einzusetzen sind. Diese Gruppe von Verletzten und Erkrankten bezeichnet man heute als *Notfallpatienten.* Sie sind durch Verletzung, Krankheit oder andere Umstände jener Fähigkeiten beraubt, die ihnen unter normalen Verhältnissen Gesundheit und Leben garantieren. Natur und Ausmaß der Schädigung sind oftmals nicht sofort in vollem Umfange erkennbar. Auch in zunächst anscheinend unkomplizierten Fällen können jederzeit noch *vor* oder *während* des Transportes Veränderungen eintreten, die die lebenswichtigsten Funktionen beeinträchtigen. Jeder Bewußtlose und jeder Patient, bei dem eine Verletzung der Körperhöhlen, des Gesichtsschädels, des Halses oder der Wirbelsäule vorliegt oder eine aus anderer, nicht traumatischer Ursache bedingte Störung lebenswichtiger Funktionen eintritt oder auch nur zu befürchten und nicht sicher auszuschließen ist, muß zunächst als Notfallpatient angesehen werden. Neben Unfällen gehören unter diesen Gesichtspunkten z. B. größere innere Blutungen, gynäkologische, pädiatrische, internistische und psychiatrische Notfälle zu dem Patientenkreis, der gezielte Hilfemaßnahmen bereits am Unfall- oder Erkrankungsort und während des Transportes benötigt. *Unter dem Sammelbegriff „Wiederbelebung" fassen wir daher heute gezielte Maßnahmen zusammen, die von ausgebildeten Laien oder Ärzten dann zur Anwendung kommen, wenn die lebenswichtigsten Funktionen des Organismus, also die Atmung und der Kreislauf, gestört sind, und sich auf Grund dieser Störung die Todesursache anbahnt oder bereits akut der klinische Tod eingetreten ist.*

Da bisher *ärztliche* Einsätze vorwiegend am Unfallort durchgeführt wurden, besitzen wir die größten Erfahrungen über *traumatisch* ausgelöste Störungen der vitalen Funktionen. Die folgende tabellarische Übersicht enthält eine Zusammenstellung der wesentlichsten Verletzungsarten und der sich daraus für den Gesamtorganismus ergebenden Störungen.

Tabelle 1. *Störungen vitaler Funktionen durch Traumen*

| Aus der *Art* der Verletzung ergeben sich: | 1. Störungen der Atemfunktion ⟶ ⟵ | 2. Störungen der Herz-Kreislauffunktion |
|---|---|---|
| 1. Schädel-Hirntraumen<br>2. Thoraxverletzungen<br>3. Bauchtraumen | – Mech. Verlegung der Atemwege in verschiedenen Etagen | – Schock<br>– Versagen der Herztätigkeit |
| 4. Verletzungen mit größeren Blutverlusten, einschl. Verbrennungen, Verschüttungen und ausged. Quetschungen | – Ateminsuffizienz: infolge Rippenfrakturen<br>– Pneumothorax<br>– Hämatothorax<br>– Zentrale Atemlähmung | – direkte Einflüsse (z. B. Strom) indirekte Ursachen (z. B. $O_2$-Mangel) |
| 5. Fremdkörperaspiration, Vergiftung durch Gase<br>6. Starkstromverletzungen | – Störungen des $O_2$-Transportes und/oder $CO_2$-Abtransportes | |

Bereits aus dieser summarischen Zusammenstellung ist die Wechselbeziehung zwischen der Atem- und Kreislauffunktion ersichtlich. Die Wiederbelebung stellt insgesamt gesehen — das ist daraus zu folgern — ein *Problem* der ausreichenden *Sauerstoffversorgung* des Gesamtorganismus dar. Die Ursachen der Störung sind unterschiedlich, die Auswirkungen stimmen letztlich überein, da Atmung und Kreislauf hintereinander geschaltete Transportsysteme für die Zufuhr von Sauerstoff und die Elimination von Kohlensäure darstellen. Dem Versagen der Atmung folgt unweigerlich der Zusammenbruch des Kreislaufes und umgekehrt. In jedem Falle einer notwendigen Wiederbelebung müssen diese Zusammenhänge genügende Beachtung finden.

Die bei einem Notfallpatienten oder im Rahmen einer Reanimation notwendigen Hilfeleistungen lassen sich in einigen Gruppen zusammenfassen:

1. das Freimachen und Freihalten der Atemwege,
2. die Beatmung,
3. die äußere Herzmassage,
4. die Blutstillung,
5. die Schockbekämpfung und
6. die Lagerung.

# B. Allgemeine Vorbemerkungen

Wesentliche Fortschritte auf dem Gebiet der Wiederbelebung, gleichgültig ob sie außerhalb oder innerhalb einer Klinik notwendig wird, ließen sich erst erzielen, nachdem Forschungsergebnisse über die Pathophysiologie des plötzlichen Todes vorlagen. Diese aus allen medizinischen Fachdisziplinen stammenden Erkenntnisse bildeten die Grundlage für die Entwicklung, den Einsatz und die Koordination der verschiedenen Wiederbelebungsmaßnahmen. Neue Impulse für die Erforschung dieses wichtigen Gebietes ergaben sich aus der in den letzten Jahrzehnten stetig ansteigenden Zahl von Schwerverletzten und der Ausweitung operativer Eingriffe auf alle Altersklassen und Organe. Die Anaesthesie übernahm die Aufgabe der Wiederbelebung, da der Anaesthesist täglich bei der Durchführung von Narkosen die vitalen Funktionen der reflex- und bewußtlosen Patienten zu überwachen und aufrecht zu erhalten hat. Heute stehen uns für die bereits genannten Aufgaben einfache, im Notfalle *ohne* jedes Hilfsmittel anwendbare und dennoch wirkungsvolle Wiederbelebungsmethoden zur Verfügung, deren Technik und Indikation hier im einzelnen besprochen werden soll. Selbstverständlich sind auch für die Anwendung der lebensrettenden Sofortmaßnahmen theoretische Grundlagen zu erörtern. Sie sollen hier jedoch nur in dem unbedingt notwendigen Umfange dargestellt werden. Es gehört heute zur Selbstverständlichkeit, daß *jeder* Arzt, gleich welchen Fachgebietes, diese wenigen, im Rahmen der Erstversorgung notwendigen Hilfeleistungen nicht nur in der Theorie, sondern vor allem in der *praktischen Anwendung* kennen sollte. Obwohl in den zurückliegenden Jahren die Fragen der Wiederbelebung auf zahlreichen Kongressen, Symposien und Fortbildungskursen in erschöpfender Form behandelt wurden, fehlt es — wie die täglichen Erfahrungen zeigen — nach wie vor an der ausreichenden praktischen Ausbildung. Jeder, der eine Demonstration der lebensrettenden Sofortmaßnahmen miterlebte, konnte sich von der Einfachheit der dargestellten Methoden überzeugen. Leider wurde daraus vielfach der falsche Schluß gezogen, daß eine solche Demonstration jeden in den Stand versetzen müßte, im Notfalle diese wenigen Methoden auch richtig anwenden zu können. Wie bei jedem anderen Verfahren ersetzen weder Zeitschriftenartikel noch Diapositive und Filme die *eigene praktische Übung und Erfahrung.* Lebensrettende Sofortmaßnahmen, die unter den häufig wenig günstigen Umständen am Verletzungs- oder Erkrankungsort und auf dem Transport durchgeführt werden müssen, erlernt man *nie* durch Zuschauen und Erklärungen, sondern stets nur durch Übungen und häufige Wiederholungen. In gleicher Weise leidet die Ausbildung der Studenten, aber auch die der Laienhelfer darunter, daß entweder nicht genügend Übungsmaterial, wie z. B. Phantome etc. zur Verfügung stehen, oder aber ausgezeichnete theoretische Darstellungen gegeben werden, jedoch die praktische Betätigung fehlt oder unzureichend bleibt. Nicht selten besteht heute bereits eine erhebliche Diskrepanz in der Ausstattung z. B. der Arzttaschen oder auch der Krankenwagen und dem Ausbildungsstand der Ärzte und Laienhelfer. Es wird immer häufiger versucht, Geräte und Instrumentar einzusetzen, ohne daß entsprechende praktische Erfahrungen vorliegen. Hierdurch geht wertvolle Zeit verloren, evtl. erleidet der Notfallpatient sogar wegen eines unsachgemäßen Einsatzes an sich leistungsfähiger Geräte zusätzliche Schädigungen. Das heute häufig im Vordergrund stehende Streben nach der technischen Perfektion ist für die Erstversorgung durch nichts zu begründen. Es zeigt sich dagegen immer wieder, daß — eine entsprechende Ausbildung vorausgesetzt — Wiederbelebungsmaßnahmen ohne jede Ausstattung mit Erfolg zur Anwendung kommen. Natürlich ist es zu begrüßen, wenn z. B. Sanitäter im Transportdienst und Ärzte mit entsprechendem Instrumentar und Geräten ausgerüstet sind. Auch hierfür gilt aber der Grundsatz: Die *Ausrüstung* soll so *klein* wie möglich gehalten werden. Nur Geräte, die *ohne* jedes Zusatzaggregat in *jeder* Situation störungsfrei arbeiten, kommen für den Einsatz am Unfall- oder Erkrankungsort und auf dem Transport in Frage.

Die Ärzteschaft sollte — das ist aus diesen Betrachtungen zu folgern — zunächst einmal alles tun, um in der Ausbildung der Medizinstudenten, aber auch in der eigenen Fortbildung die *praktische* Lehre der lebensrettenden Sofortmaßnahmen noch mehr in den Vordergrund zu stellen. Darüber hinaus müßten die mit den Rettungsorganisationen zusammenarbeitenden Ärzte — leider sind es trotz aller Bemühungen viel zu wenige — ihren Einfluß für eine ausreichende praktische Schulung der Laienhelfer geltend machen. Auch diese Darstellung der lebensrettenden Sofortmaßnahmen kann nur über die wichtigsten Grundsätze und die Einzelheiten der Methoden informieren. Sie sollte vor allem als Anregung aufgefaßt werden, sich in genügender Weise mit den Problemen der Erstversorgung und speziell der Wiederbelebung zu beschäftigen, um durch praktische Übungen und Wiederholungen die Voraussetzungen zu schaffen, die jeder benötigt, wenn er unvorbereitet evtl. ohne jedes Hilfsmittel am Unfall- oder Erkrankungsort schnelle und gezielte Hilfe leisten muß. *Sekunden können über das Schicksal eines Notfallpatienten entscheiden. Sekunden reichen aus, um die sich anbahnende Todesursache abzuwenden, falls man in ausreichender Weise vorbereitet ist. Die entscheidenden Sekunden vergehen schnell, wenn man sich dagegen erst informieren muß und die eigene Unsicherheit der Grund für zielloses Handeln ist.*

Ein wichtiger Grundsatz soll die Vorbemerkungen beschließen. Jeder Arzt oder auch Laienhelfer, der nicht täglich Schwerverletzte oder akut Erkrankte zu versorgen oder behandeln hat, läßt sich häufig durch die Art einer schweren Verletzung oder auch durch das zusätzliche Geschehen am Unfallort, wo es nie an Ratschlägen aus der sich schnell ansammelnden Zuschauermenge, dagegen an wirklicher Hilfe fehlt, beeindrucken. Die allgemeine Unruhe überträgt sich nicht selten auf die Helfer, ihre Tätigkeit ist von Anfang an unkoordiniert und bleibt damit wirkungslos.

Es ist daher wichtig, sich *vor* Beginn der Hilfeleistungen kurz einen *Überblick* über die *Lokalisation* und das *Ausmaß* einer Verletzung zu verschaffen. Hierbei ist es jedoch nötig, nicht nur festzustellen, daß z. B. ein Oberschenkelbruch vorliegt, sondern vorrangig erscheint die *Beurteilung der Gesamtsituation,* in der sich der Verletzte befindet. Man muß also die verschiedenen Verletzungen während dieser kurzen Orientierung wahrnehmen, jedoch sofort erkennen, ob als Folge dieser Verletzungen Störungen der Atmung und des Kreislaufes entstanden oder auch nur zu befürchten sind. Erst wenn dieser Gesamtüberblick vorliegt, beginnen die Hilfeleistungen gezielt in der *Reihenfolge* der *Dringlichkeit,* wobei — wie bereits mehrfach erwähnt — *die Erhaltung der vitalen Funktionen* im Vordergrund steht.

Nur dann werden die Ersthelfer unnötige Verzögerungen vermeiden, die Übersicht behalten und auch stets Herr der Lage sein. Nur dann wird es möglich sein, zusätzlich nicht ausgebildete Laien sinnvoll einzusetzen, um sich den vorrangigen Aufgaben widmen zu können. Auch dort, wo zunächst keine faßbaren Störungen lebenswichtiger Funktionen nachzuweisen sind, müssen Atmung und Kreislauf immer wieder bis zur Aufnahme in die Klinik kontrolliert werden, da ja *jederzeit* eine Verschlimmerung eintreten und somit plötzlich eine Notfallsituation entstehen kann.


# C. Bergung bei akuter Gefahr

Insbesondere bei Verkehrsunfällen, aber auch in anderen Situationen kann für Verletzte oder Erkrankte und auch für den Arzt oder Laienhelfer, z. B. wegen Brandgefahr oder einer mit giftigen Gasen angereicherten Atmosphäre, eine zusätzliche Gefährdung eintreten. Eventuell liegen aber auch andere äußere Umstände vor, die einen sofortigen Beginn der erforderlichen Hilfemaßnahmen unmöglich machen. Für diese Situationen muß jeder einige Handgriffe beherrschen, die eine schnelle und schonende Bergung erlauben.

*Bergungsbeispiel 1:*

Die Fahrzeuginsassen können wegen erlittener Verletzungen oder Bewußtlosigkeit nicht aussteigen. In einer Situation, wie sie auf Abb. 1 dargestellt ist, besteht einmal die Gefahr, daß die Atemwege infolge des nach vorne gefallenen Kopfes blockiert werden, zum anderen aber auch, daß zum Beispiel das Fahrzeug in Brand gerät. Eine Bergung ist mit Hilfe des *Rautek-Griffes* möglich. Zunächst wird die Sitzarretierung gelöst und der Sitz so weit wie möglich nach hinten geschoben.

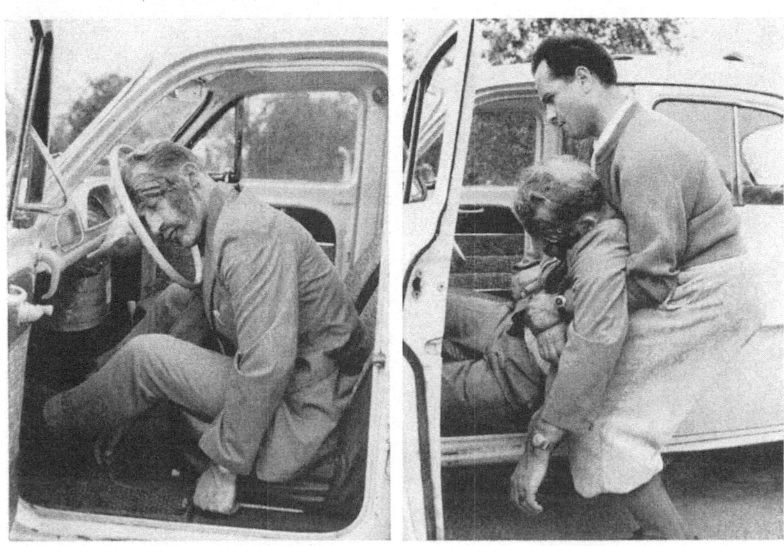

Abb. 1                                          Abb. 2

Der Helfer greift nunmehr, wie aus der Abb. 2 hervorgeht, von hinten mit beiden Armen unter den Achselhöhlen durch, winkelt einen Arm des Verletzten im Ellenbogengelenk ab, legt ihn quer in Höhe des Oberbauches auf und umgreift diesen Arm mit beiden Händen von oben.

Nunmehr wird der Verletzte langsam aus dem Fahrzeug herausgezogen, während der Helfer in leichte Kniebeuge geht und sich gleichzeitig etwas zurücklehnt (Abb. 3).

Das Gewicht des zu bergenden Verletzten wird, um Kraft zu sparen, auf die Oberschenkel verlagert. Steht ein weiterer Helfer zur Verfügung, so ergreift dieser die beiden Beine in Höhe der Fußgelenke (Abb. 4).

Aber auch ohne eine zusätzliche Hilfe läßt sich notfalls mit dem beschriebenen Rautekgriff jeder Patient schnell und bei relativ geringem Kraftaufwand bergen (Abb. 5).

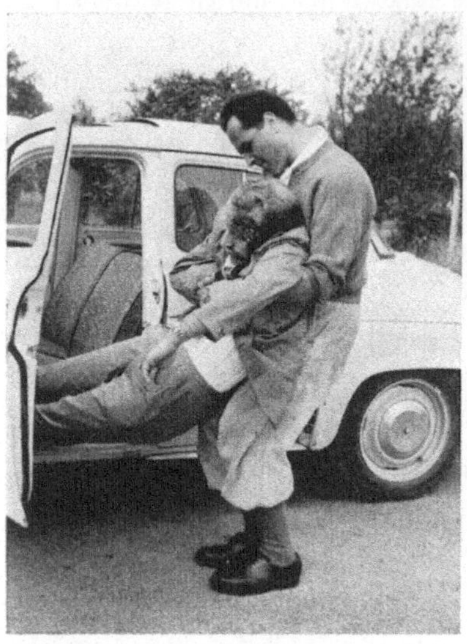

Abb. 3

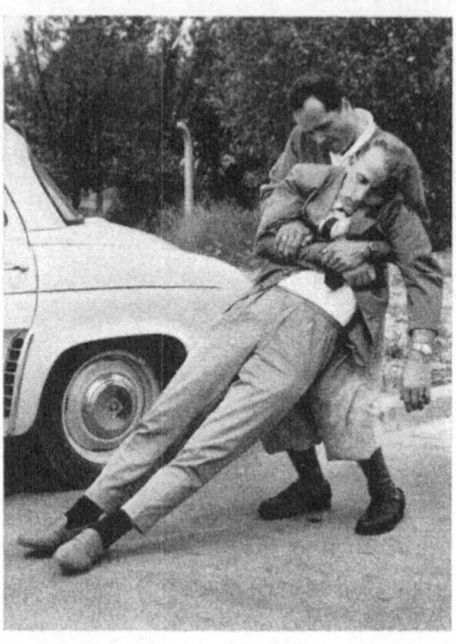

Abb. 4

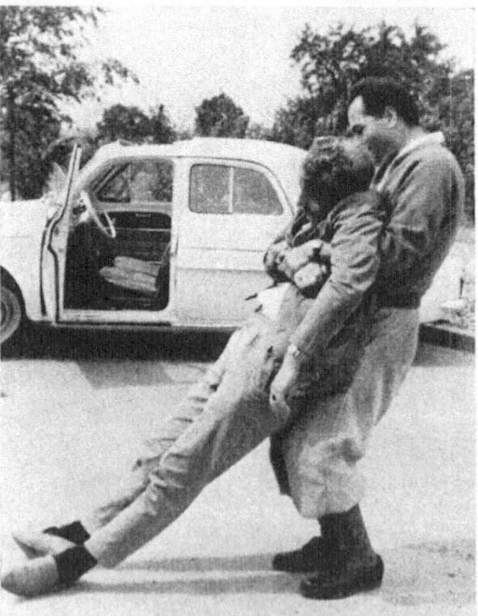

Abb. 5

*Bergungsbeispiel 2:*

Der Verletzte liegt nach einem Verkehrsunfall auf der Fahrbahn. Eine ähnliche Situation, die eine Bergung erfordert, kann jedoch auch aus anderen Gründen eintreten, z. B. wenn sich ein Vergifteter noch in einem gasverseuchten Raum befindet. Auch hier hat der Ersthelfer die Möglichkeit, durch Anwendung eines Rautekgriffes eine schnelle Bergung durchzuführen. Er stellt sich mit gespreizten Beinen an das Kopfende des Patienten, umfaßt mit beiden Händen den Nacken und bringt ihn in eine sitzende Stellung.

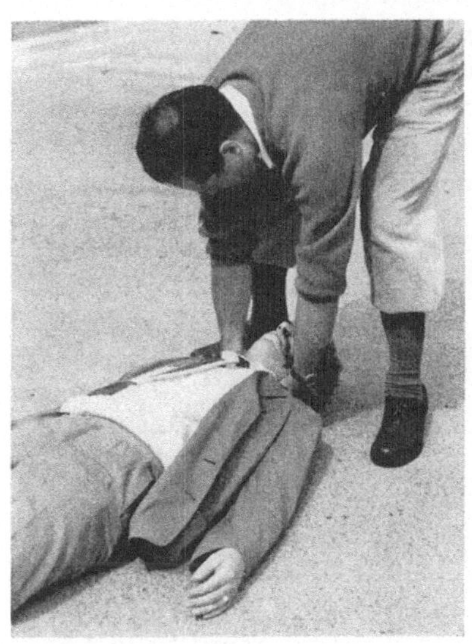

Abb. 6

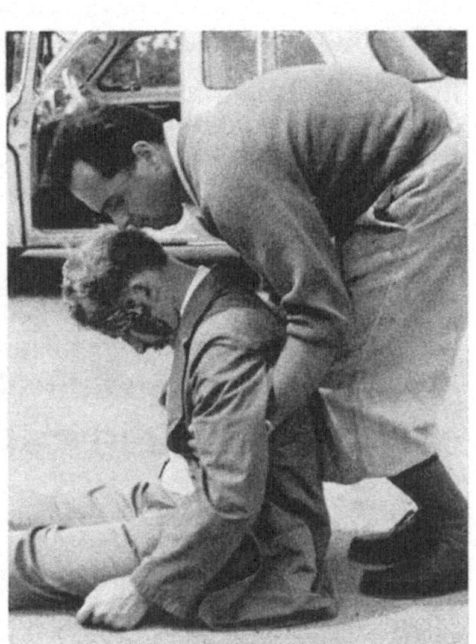

Abb. 7

Der Bergende tritt nun dicht an den Verletzten heran, geht in leichte Kniebeuge und fixiert mit beiden Knien die sitzende Stellung. Wie im ersten Beispiel erläutert, greift er anschließend wieder unter beiden Achselhöhlen durch, winkelt einen Arm des Bewußtlosen im Ellenbogengelenk ab und umgreift diesen Arm mit beiden Händen von oben.

Durch Anheben des Verletzten erreicht der Bergende die Situation, wie sie bereits auf Abb. 5 im ersten Beispiel dargestellt ist. Auch hierbei ist von entscheidender Bedeutung, daß das Gewicht des Bewußtlosen auf die Oberschenkel des Helfers verlagert wird, d. h. eine leichte Kniebeuge und das gleichzeitige Zurückneigen geben die Voraussetzungen dafür, daß auch schwere Patienten von weniger kräftigen Helfern zu bergen sind.

Ausdrücklich sei nochmals hervorgehoben, daß eine Bergung natürlich nur dann den notwendigen Hilfemaßnahmen vorangestellt wird, wenn Gefahr für den Patienten oder den Arzt besteht bzw. die äußeren Umstände den sofortigen Beginn der lebensrettenden Maßnahmen nicht zulassen. In bestimmten Unfallsituationen (z. B. bei Verschütteten, Eingeklemmten, Ertrinkenden etc.) können durch eine nicht unbedingt notwendige Bergung wertvolle, für die Erhaltung des Lebens entscheidende Sekunden verloren gehen. In diesen Fällen muß daher mit den Wiederbelebungsmaßnahmen häufig sofort bzw. dann begonnen werden, wenn der Arzt oder Helfer an den Geschädigten herankommt. Es liegen inzwischen zahlreiche Berichte über erfolgreiche Wiederbelebungen z. B. bei Eingeklemmten oder Teilverschütteten mit Hilfe der Atemspende vor.

# D. Grundsätzliche Vorbemerkungen zur Durchführung lebensrettender Sofortmaßnahmen

*Der Tod droht oder tritt ein, wenn, gleichgültig aus welcher Ursache, eine plötzliche und erwartete Schädigung der Atem- und/oder Kreislauffunktion entsteht.*

Der Zeitpunkt des *klinischen* Todes entspricht dem Augenblick, in dem Atem- und Kreislaufstillstand nachweisbar werden. Während dieser Zeitpunkt früher mit dem definitiven Tode gleichgesetzt wurde, besteht heute auch dann noch die Möglichkeit, durch Anwendung der lebensrettenden Sofortmaßnahmen eine Wiederbelebung zu erreichen. Nach eingetretenem Atem- und Kreislaufstillstand bleibt ein Zeitraum von 4 bis 6 Minuten, ehe die Zellen infolge einer Hypoxie unwiderruflich geschädigt werden, d. h. ehe der definitive *biologische* Tod jeden Versuch einer Wiederbelebung selbst unter Einsatz modernster Behandlungsmethoden ohne Erfolgsaussichten erscheinen läßt, da eine vollständige Wiederherstellung mit normaler Funktion *aller* Organe praktisch unmöglich ist (Abb. 8).

Der sich anbahnende *klinische* Tod kann verhindert werden, wenn durch gezielte Anwendung lebensrettender Maßnahmen innerhalb der kritischen Zeitspanne zumindest eine *Normalisierung eingeleitet* oder auch nur einer weiteren *Verschlimmerung vorgebeugt* wird. Ist dagegen der klinische Tod bereits eingetreten, liegt nicht mehr nur eine Störung einer Teilfunktion vor. Die Wiederbelebungsmaßnahmen müssen sofort und gleichzeitig an *beiden* vitalen Funktionen einsetzen.

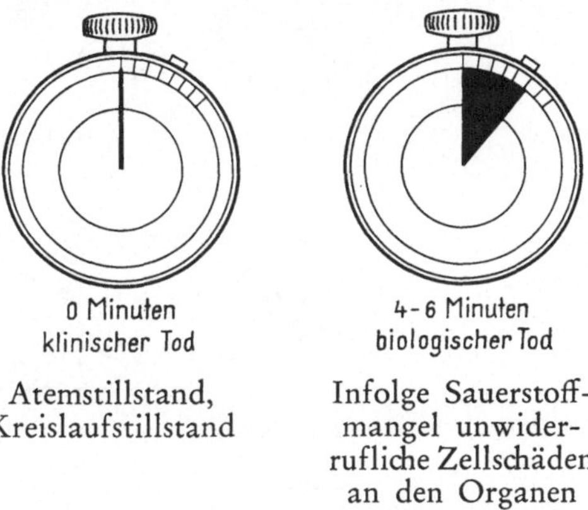


Abb. 8

Die *Wiederbelebung* stellt uns insgesamt gesehen vor die Aufgabe, eine *ausreichende Sauerstoffversorgung* aller Organe sicherzustellen. Bei einem drohenden Tod kann es daher nicht mehr primär um die Feststellung der *Ursache* und die *Diagnose* gehen, sondern nur um die Beantwortung der Frage: welche vitalen Funktionen sind betroffen? Aus der Antwort ergibt sich, welche *Sofortmaßnahmen* notwendig und in welcher *Reihenfolge* sie anzuwenden sind. Nur durch dieses Vorgehen schaffen wir die Voraussetzungen, daß der Patient seine Diagnose noch erlebt, durch die dann allerdings zu einem späteren Zeitpunkt, wiederum eine spezifische, auf den Einzelfall ausgerichtete Therapie möglich wird.

Wiederbelebungsversuche sind nur dann sinnvoll und indiziert, wenn es sich um ein *akutes,* nicht vorausschaubares Ereignis handelt. Auch durch den Einsatz aller heute zur Verfügung stehenden Reanimationsmöglichkeiten kann nur der Status ante erreicht werden. Wiederbelebungsversuche bei Patienten, die sich bereits vorher als Folge einer schweren Erkrankung oder eines Traumas in einem Finalstadium befanden, sind daher zwecklos.

Wichtige Gründe und Ursachen für den Eintritt eines plötzlichen Todes ergeben sich aus der folgenden Abbildung:

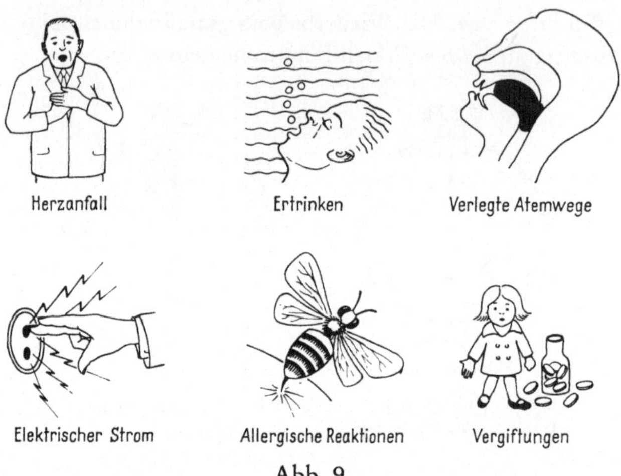


Abb. 9

Obwohl im Einzelfall die Verminderung der kardialen Förderleistung, die Ateminsuffizienz oder Störungen der Kreislauftätigkeit im Vordergrund stehen, wird nur die Intensität und Dauer der auslösenden Ursachen darüber entscheiden, welche Funktionssysteme in welchem Umfange betroffen werden.

Vereinfacht läßt sich das Ineinandergreifen der vitalen Funktionen wie folgt darstellen: Die Atemtätigkeit führt der Lunge den Sauerstoff aus der Atmosphäre zu, die Atmung ist also der *Lieferant.* Über die Alveolen gelangt der Sauerstoff in das Blut. Das Blut stellt den *Transportraum* zur Verfügung. Durch die Förderleistung des Herzens wird der im „Transportraum Blut" vorhandene Sauerstoff zu den einzelnen Zellen transportiert. Das Herz ist also der *Transporteur* und die Zelle, die den Sauerstoff zur Funktion benötigt, der *Verbraucher.* Gleichgültig, wo die Störung ihren Ausgang nimmt, ob also der Lieferant, d. h. die Atmung, der Transportraum, das Blut oder der Transporteur, das Herz, zuerst geschädigt werden, in jedem Falle ist das System der Sauerstoffversorgung gestört, in jedem Falle wird die Zelle als Verbraucher zunächst eine Hypoxie in Abhängigkeit von der

Empfindlichkeit der einzelnen Zellverbände eine für kurze Zeit noch reversible Anoxie, dann aber einen nicht mehr behebbaren anoxischen Schaden erleiden. So entsteht in jedem Falle und unabhängig von der Ursache über eine Funktionseinschränkung schließlich ein Versagen einzelner Organe und damit der biologische Tod des Gesamtorganismus.

Geschichtliche Überlieferungen und medizinische Abhandlungen aus dem Altertum und Mittelalter weisen darauf hin, daß immer wieder Versuche unternommen wurden, um plötzlich verstorbene Menschen wiederzubeleben. Dabei kamen unterschiedliche Methoden zur Anwendung. Sie gerieten jedoch meistens schnell in Vergessenheit, da mit diesen Methoden keine zufriedenstellenden Ergebnisse erzielt wurden. Viele waren auf Grund unserer heutigen Erkenntnisse sicher nicht geeignet, das Leben zu erhalten oder wiederherzustellen. Andere wiederum, die von der Technik her gute Voraussetzungen boten, fanden nur deswegen keine Anerkennung und Verbreitung, weil z. B. die heute für eine Beatmung selbstverständliche Grundforderung der freien Atemwege keine Beachtung fand. Hinweise auf die wiederentdeckte und heute moderne Atemspende finden sich bereits in der Bibel im 2. Buch der Könige. Die „Einblasmethode" taucht in den zurückliegenden Jahrhunderten wiederholt in Polizeiverordnungen zur Wiederbelebung Scheintoter, in Anweisungen für Hebammen und schließlich auch in der Literatur, so z. B. im „Dorenkat" von WILHELM BUSCH wieder auf:

> „Der Pieter, der ein guter Tropf,
> frottiert ihn, stellt ihn auf den Kopf,
> bläst ihm ins Mäulchen, ja und richtig:
> der Bursch wird wieder lebenstüchtig."

Bereits 1543 berichtet VESALIUS über die Beatmung eines Versuchstieres mit Hilfe eines in die Luftröhre eingeführten Schilfrohres. Im Rahmen der modernen Wiederbelebung wird diese gleiche Maßnahme, wenn auch mit anderen Mitteln, als *Intubation* bezeichnet. Hierdurch werden freie Atemwege garantiert. Eine ausreichende Atemfunktion läßt sich in vielen Fällen allein mit dieser Maßnahme aufrecht erhalten.

1890 führten die beiden deutschen Chirurgen KÖNIG und MAAS in Göttingen die erste erfolgreiche äußere Herzmassage an einem Patienten durch, bei dem es während eines operativen Eingriffes infolge der Überdosierung des Anaesthetikums zu einem plötzlichen Herzstillstand kam. Die damals empfohlene Technik unterscheidet sich nur wenig von der modernen Methode der extrathorakalen Herzmassage.

1901 eröffnete INGELSRUD erstmalig den Brustkorb und konnte so eine erfolgreiche direkte Herzmassage zur Anwendung bringen.

Einige Jahre später fand der Amerikaner CRILE, daß die Möglichkeit der Wiederbelebung des Herzens durch Herzmassage mit der gleichzeitigen Anwendung eines Medikaments, des Adrenalins, wesentlich zu verbessern sei.

Durch Einwirkung von elektrischem Strom, aber auch infolge von Erkrankungen, kann das Herz seine normale geordnete, auf dem Zusammenwirken aller Herzmuskelfasern beruhende Förderleistung einstellen, da sich bei diesen Veränderungen das Bild des Kammerflimmerns entwickelt. 1947 fand der Amerikaner BECK, daß sich dieses Herzflimmern durch einen Stromstoß (Defibrillation) beseitigen läßt und hiermit eine Normalisierung der Herztätigkeit, also der Förderleistung, erreicht werden kann.

Ärzte und Laienhelfer wurden auch früher in Methoden ausgebildet, die eine künstliche Beatmung ermöglichten. Alle diese Methoden beruhten, wenn sie auch in verschiedenen Variationen zur Anwendung kamen, auf dem Prinzip, die Atemfunktion durch rhythmische Kompressionen des Brustkorbes nachzuahmen. Die Holländer zeigten ein besonderes Geschick, Ertrunkene auf Holzfässern so hin- und herzurollen, daß durch den abwechselnden Druck auf den Thorax und das Abdomen ein Gasaustausch stattfand und angeblich zahlreiche Wiederbelebungen mit einer solchen uns heute ungewöhnlich erscheinenden Methode möglich waren. Alle diese früher geübten Beatmungsverfahren hatten den Nachteil, daß die Verfahren in der Anwendung zu umständlich oder aber im Effekt zumindest bei bestimmten Verletzungen und Erkrankungen zu gering waren.

Auf dem Hintergrund dieser „Meilensteine der Wiederbelebung" lassen sich am ehesten die Fortschritte ermessen, die durch enge Zusammenarbeit aller medizinischen Fachdisziplinen in den zurückliegenden 10 Jahren erreicht werden konnten.

Tritt aus den bereits dargestellten Ursachen ein plötzlicher Tod ein oder drohen Störungen, die in kurzer Zeit zum Tode führen können, so müssen Maßnahmen zur Anwendung kommen, die zunächst die Atmung und die Herztätigkeit normalisieren. Für den Arzt, aber auch den Laienhelfer lautet die erste Aufgabe: Verhinderung des biologischen Todes!

Um die Reihenfolge der Hilfeleistungen festlegen zu können, bedarf es einer schnellen Klärung der Situation. Die Feststellung, welche Störungen an Atmung und Kreislauf vorliegen und ob sie bereits zu einem vollständigen Versagen der Funktion geführt haben, beantworten vorweg die wichtige Frage, ob es sich um einen Notfallpatienten im definierten Sinne handelt. Liegen nur örtliche Verletzungen ohne wesentliche Beeinträchtigung des Allgemeinzustandes vor, so kommen eben lediglich die klassischen Erste-Hilfe-Methoden wie der Wundverband, die Schienung eines Bruches usw., zur Anwendung. Sind dagegen die vitalen Funktionen in irgendeiner Weise beeinträchtigt, oder ist auf Grund der Erkrankung oder Verletzung eine Beeinträchtigung der Funktionen auch nur zu erwarten, so wird die Versorgung der örtlichen Schäden zumindest solange zurückgestellt, bis absolute Klarheit über das Ausmaß der den Gesamtorganismus betreffenden Störung besteht (einzige Ausnahme: arterielle oder starke venöse Blutung). Ist z. B. die Atemtätigkeit eingeschränkt oder ausgefallen, jedoch die Herztätigkeit noch vorhanden, so genügt die Durchführung der Beatmung. Besteht dagegen gleichzeitig ein Herzstillstand, so muß auch die äußere Herzmassage zur Anwendung kommen. Unabhängig von den äußeren Umständen, der Art der Verletzung oder Erkrankung, gilt für denjenigen, der die Wiederbelebung begonnen hat, der Grundsatz: Setze die Beatmung und die Herzmassage ohne jede Unterbrechung unter strikter Einhaltung der Methoden fort, bis Anzeichen einer erfolgreichen Wiederbelebung, also z. B. die Eigenatmung, in ausreichender Weise wiederkehren. Sollte dies am Unfall- oder Erkrankungsort nicht der Fall sein, so müssen selbstverständlich alle im folgenden noch zu besprechenden Maßnahmen, die den endgültigen biologischen Tod abwenden, bis zur Aufnahme in ein Krankenhaus fortgesetzt werden oder zumindest solange zur Anwendung kommen, bis das Begleitpersonal der Rettungs- oder Notfallwagen die eingeleiteten Maßnahmen übernimmt und weiterführt. Notfallpatienten, bei denen sowohl eine Beatmung als auch die Herzmassage erforderlich ist, sollte der erstversorgende Arzt auf jeden Fall auf dem Transport in die Klinik begleiten.

Auch bei bekleideten Verletzten oder Erkrankten läßt sich ohne Zeitverlust feststellen, ob ein Atemstillstand oder eine nicht mehr ausreichende Eigenatmung vorliegt. Hierfür wird eine Hand flach auf den Brustkorb, die andere auf den Oberbauch des Patienten gelegt. Sind keine deutlichen Bewegungen wahrnehmbar, so liegt ein Atemstillstand oder zumindest eine insuffiziente Atemtätigkeit, die in ihrer Auswirkung einem vollständigen Stillstand gleichzusetzen ist, vor. Alle zusätzlichen Teste, wie die Spiegel- und Watteprobe, die früher häufig empfohlen wurden, sind sinnlos, ihre Anwendung vergeudet kostbare Zeit, die mit aktiven Maßnahmen besser zu nutzen ist. Es geht bei dieser Orientierung ja nicht um die Feststellung einer noch vorhandenen Restatmung, sondern um die Beantwortung der Frage, ob die im Augenblick vorhandene Atemfunktion noch dem vitalen Bedarf entspricht.

Sind an der Carotis keine Pulsationen wahrnehmbar, so ist mit Sicherheit die kardiale Förderleistung unzureichend. Etwa 45 Sekunden nach eingetretenem Herzstillstand und der sich daraus ergebenden Mangeldurchblutung des Gehirns erweitern sich die Pupillen und werden in einer weiteren Minute maximal weitgestellt, sie reagieren nicht mehr auf Lichteinfall. Liegt primär ein Atemstillstand oder eine hochgradige Ateminsuffizienz vor, bleiben die Pulsationen an der Carotis infolge der noch vorhandenen Herztätigkeit für weitere 3 bis 5 Minuten nachweisbar. Erst dann ist auch infolge der globalen Hypoxie das Myokard in seiner Funktion so stark beeinträchtigt, daß sich die Anzeichen des Kreislaufstillstandes einstellen. Tritt jedoch, wie z. B. bei einem elektrischen Unfall, primär ein Herzstillstand ein, dann wird der Atemstillstand bereits innerhalb von 30 bis 60 Sekunden folgen.

# E. Maßnahmen zur Wiederbelebung von Atmung und Kreislauf

## I. Störungen der Atemfunktion

### a) Ursachen

Störungen der Atemfunktion sind aus zahlreichen Gründen und in verschiedenen Bereichen des Gesamtsystems möglich:

1. Veränderungen der Troposphäre durch Anreicherung von CO oder $CO_2$.

2. Zentrale Atemfunktionsstörungen nach Schädelverletzungen oder neurologischen Erkrankungen.

3. Leistungsbehinderung durch Verlegung der Atemwege aus unterschiedlichen Ursachen und in verschiedenen Etagen.

4. Schäden am Thorax, z. B. ein schweres Thoraxtrauma mit Rippenserienfrakturen oder ein Spannungspneumothorax.

5. Störungen der Sauerstoffdiffusion bei Schädigung des Alveolarepithels.

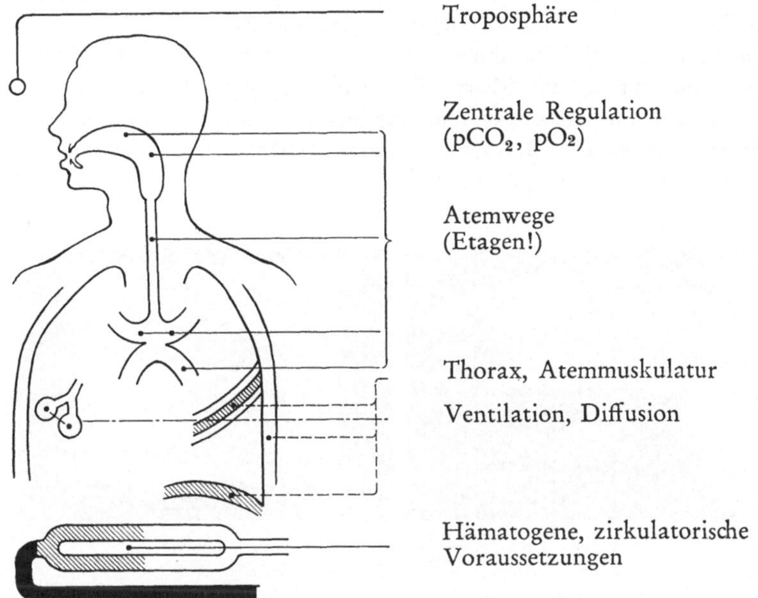


Abb. 10. Störungsmöglichkeiten in den verschiedenen Etagen des Respirationstraktes nach BAUR

## b) Sofortmaßnahmen zur Normalisierung der Atemfunktion

Besteht eine deutliche Einschränkung der Atemtätigkeit, die an einer bläulichen Verfärbung insbesondere der Schleimhäute und des Nagelbettes zu erkennen ist, oder sind Anzeichen einer Atemfunktion überhaupt nicht mehr feststellbar, so muß sofort mit der Durchführung der *Atemspende* begonnen werden, die als Mund-zu-Nase- oder Mund-zu-Mund-Methode anzuwenden ist.

Die Wiederherstellung der Atemfunktion erfolgt in drei Phasen:

das Freimachen der Atemwege,
das Freihalten der Atemwege und
die Beatmung.

Bei einem *Bewußtlosen*, unabhängig davon, wodurch die Bewußtlosigkeit bedingt ist, fehlen die der Freihaltung der Atemwege dienenden Schutzreflexe. Diese Verletzten oder Erkrankten sind also der Fähigkeiten beraubt, die ihnen im Bewußtseinszustand zur Verfügung stehen und ihr Leben sichern. Während bei einem Schlafenden die Schutzreflexe nur gedämpft sind und im Notfalle, auch ohne daß es dem Schlafenden zum Bewußtsein kommt, funktionieren, sind sie beim Bewußtlosen vollständig erloschen.

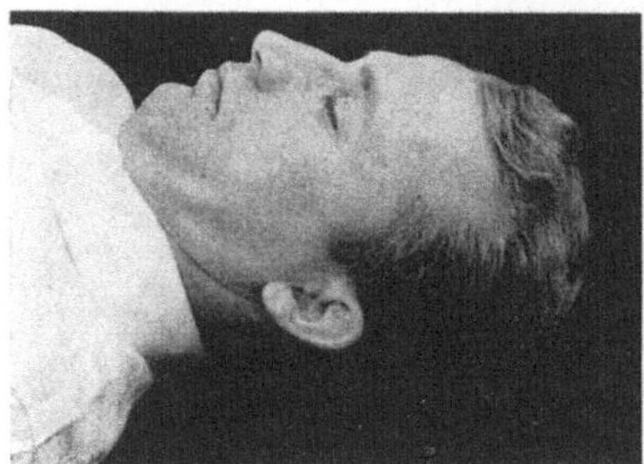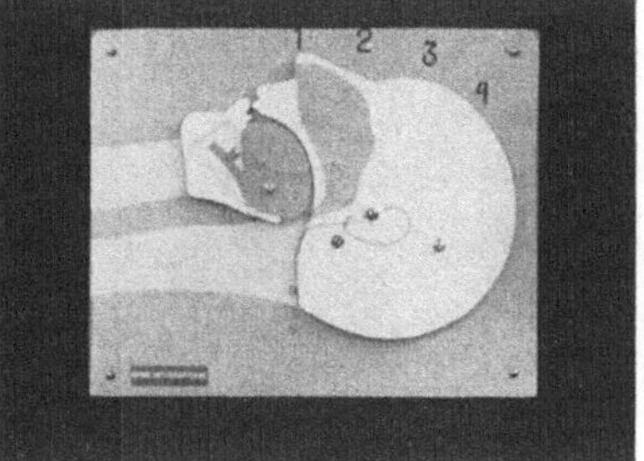

Abb. 11

Liegt der Bewußtlose in Rückenlage, so sinkt der Unterkiefer mit der Zunge nach hinten, die Zunge verschließt, wie aus der Abb. 11 ersichtlich, die Atemwege. Der Bewußtlose kann diese für ihn bedrohliche Veränderung, die sich aus der mechanischen Verlegung der Atemwege ergibt, nicht korrigieren. Sollte er außerdem erbrechen oder entsteht infolge einer Verletzung eine Blutung im Nasen-Rachenraum, so dringen, da die Schutzreflexe fehlen, feste oder flüssige Bestandteile in die Trachea und in die Bronchien ein und verlegen bzw. verstopfen die Atemwege in den verschiedenen Etagen (siehe Abb. 10).

In einem späteren Abschnitt (siehe Seite 71) wird im einzelnen zu besprechen sein, welche Möglichkeiten eine Seitenlagerung bietet, um eine drohende Aspiration zu verhindern. Im Rahmen der Wiederherstellung einer normalen Eigenatmung geht es zunächst darum, die durch den zurückfallenden Unterkiefer und die Zunge verschlossenen *Atemwege freizumachen*. Dies geschieht einmal durch die *Überstreckung des Kopfes* in den Nacken und das *Anheben* des Unterkiefers. Die Abb. 12 läßt erkennen, wie durch die Überstreckung des Kopfes und das Schließen des Mundes das Passagehindernis zu beseitigen ist. Diese einfache Maßnahme führt zu *freien Atemwegen*.

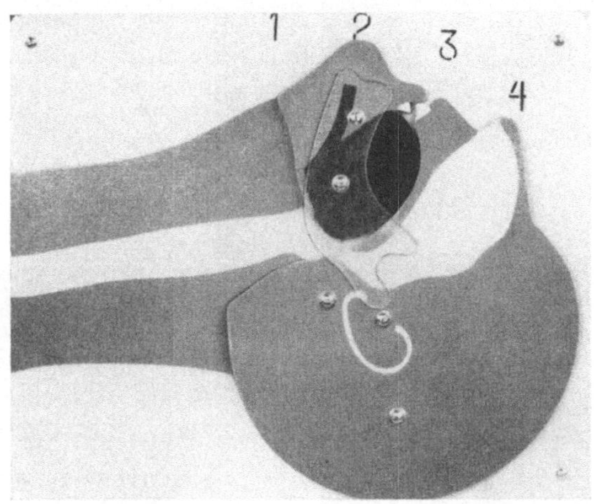


Abb. 12

Allerdings reicht die alleinige Überstreckung des Kopfes, wie sie auf der Abb. 13 dargestellt ist, nicht in jedem Falle aus, um die Blockierung der Atemwege durch die zurückgesunkene Zunge aufzuheben.

Nicht selten ist in einem solchen Falle noch die Insufflation der Luft möglich, die Ausatmung bleibt jedoch stark behindert und damit die alveoläre Ventilation unzureichend. Erst das zusätzliche Schließen des Mundes, in speziellen Fällen sogar das Anheben des Unterkiefers (bei adipösen Patienten mit kurzem Hals) gibt in jedem Falle und unabhängig von den anatomischen Variationen des Körperbaues die Atemwege frei und schafft damit die Voraussetzung für das Wiedereinsetzen der Spontanatmung (Abb. 14).

Ist durch Verletzung oder andere Ursachen die Nase verlegt, so muß bei diesen Patienten der Mund für höchstens einen etwa querfingerbreiten Spalt geöffnet werden, um die Ein- und Ausatmung auf diesem Wege zu ermöglichen. Die Abb. 15 läßt erkennen, daß nur bei einer geringen Mundöffnung die Atemwege noch in ausreichender Weise frei sind. Auch das ist jedoch nur der Fall, wenn der Kopf wie gefordert so weit wie möglich nach hinten überstreckt bleibt.

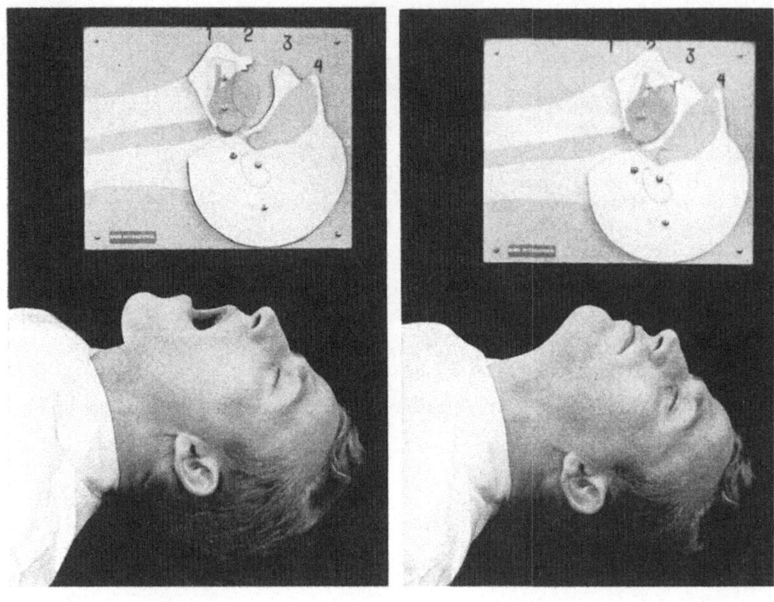

Abb. 13            Abb. 14

Wird die Überstreckung dagegen vernachlässigt, evtl. die Kopfstellung nicht immer wieder korrigiert und noch zusätzlich der Mund zu weit geöffnet, so tritt erneut durch die zurücksinkende Zunge ein inkomplettes oder komplettes Passagehindernis auf. Sind die Atemwege auch nur teilweise verschlossen, so besteht bei einer Beatmung in Form der Atemspende oder auch mit Geräten die Möglichkeit, daß die eingeblasene Luft nicht nur in die Trachea und die Lunge, sondern wegen des in den Atemwegen bestehenden Hindernisses zum Teil in den Magen gelangt. Hierdurch entsteht einmal eine gefährliche Aufblähung

des Magens, zum anderen die Gefahr, daß im Magen befindliche
Flüssigkeit durch den Druck der eingeblasenen Luft über die Speise-
röhre in den Rachenraum gelangt und von dort in die Trachea ein-
dringt.

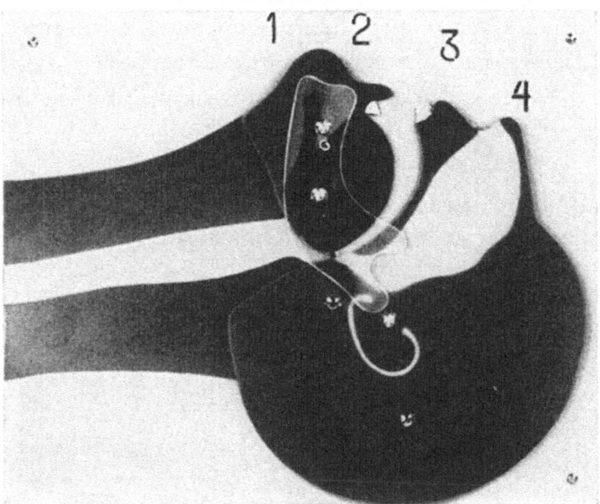

Abb. 15

Dort wo die Eigenatmung nach Durchführung der beschriebenen
Kopf- und Kieferhaltung nicht einsetzt und die Beatmung auf un-
überwindlichen Widerstand stößt, können Schleim, Erbrochenes, evtl.
auch eine Prothese oder von außen eingedrungene Fremdkörper die

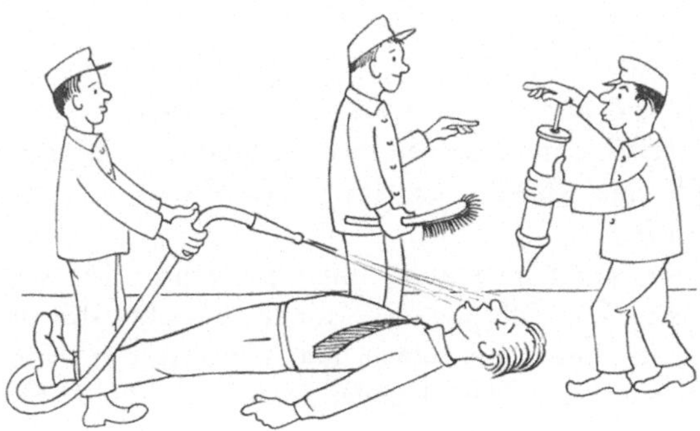

Abb. 16

Atemwege *zusätzlich* blockieren. In diesen selteneren Fällen muß, um eine ausreichende Lungenventilation zu erreichen, die *Säuberung des Mund- und Rachenraumes* durchgeführt werden. Mit dieser Maßnahme darf jedoch keine Zeit verloren gehen. Es kommt nicht darauf an, die Mund- und Rachenhöhle exakt zu säubern, sondern so schnell wie möglich die *Luftwege* für die Eigenatmung oder eine Beatmung *durchgängig* zu *machen*. Jeder Zeitverlust bei der Mundsäuberung vergrößert den Sauerstoffmangel und kann somit zu nicht mehr behebbaren Schäden führen (Abb. 16).

Zusammenfassend ist festzustellen, daß das *Freimachen* der Atemwege durch die beschriebene exakte Kopf- und Kieferhaltung herbei-

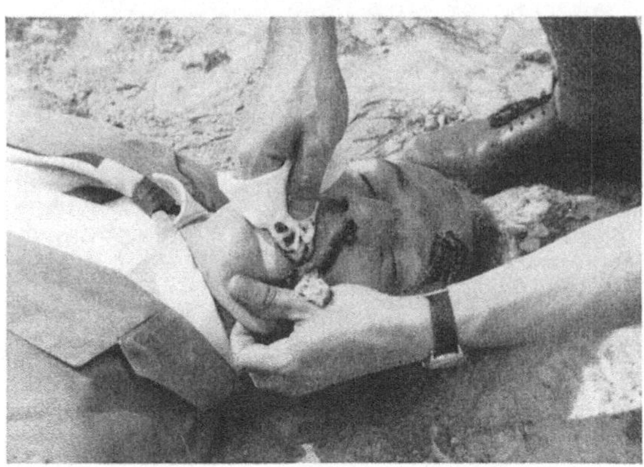

Abb. 17

geführt wird und nur dort, wo die Maßnahmen nicht ausreichen oder sofort stärkere Verunreinigungen in der Mund- und Rachenhöhle nachweisbar sind, eine schnelle Säuberung des Mund- und Rachenraumes anzuschließen ist.

Auch diese Maßnahme kann ohne zusätzliche Hilfsmittel durchgeführt werden. Zur Öffnung des Mundes bewährt sich der Esmarchsche Griff. Die Finger der einen Hand heben den Unterkiefer im Kieferwinkel nach vorn, der Daumen drückt den Mund auf, die Mundhöhle wird mit einem um zwei Finger gewickelten Taschentuch gesäubert (Abb. 17).

Steht eine Absaugpumpe, wie z. B. im Krankenwagen oder in der Arzttasche, zur Verfügung, so wird zunächst mit dem Absaugkatheter der Abstand zwischen Ohrläppchen und Nasenspitze gemessen, der Katheter zwischen Daumen und Zeigefinger festgehalten und dann zum Absaugen in den geöffneten Mund eingeführt. Gerade in der Rachenhöhle findet sich nicht selten eine Ansammlung von Flüssigkeit, die zur Aspiration führen kann. Erst wenn man den Katheter weit genug in die Mundhöhle vorschiebt, läßt sich auch dieser Bereich in ausreichender Weise säubern (Abb. 18).

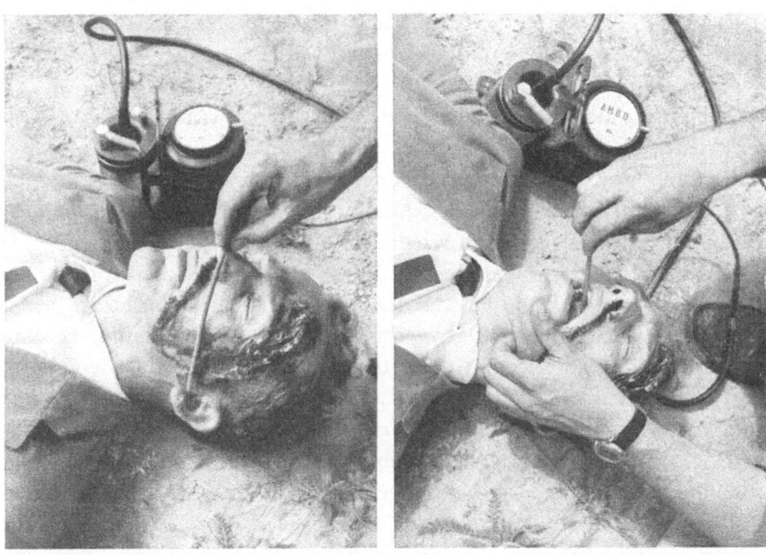

Abb. 18                              Abb. 19

Das Absaugen sollte grundsätzlich zunächst über den *Mund* erfolgen. Der Ungeübte kann beim Absaugen über die Nase Nebenverletzungen, insbesondere Blutungen der empfindlichen Nasenschleimhaut und damit eine neue Komplikation auslösen. Der Mund wird auch bei Anwendung eines Absauggerätes wiederum mit Hilfe des Esmarchschen Griffes weit geöffnet. Die Lage der Katheterspitze muß durch Vor- und Zurückschieben dauernd gewechselt werden. Anderenfalls saugt sich die Öffnung des Katheters infolge des im System erzeugten Soges an der Schleimhaut fest. Mit einer Absaugpumpe können nur Flüssig-

keiten und zäher Schleim entfernt werden, nicht jedoch feste, größere
Bestandteile. Sie sind schneller und sicherer in der zunächst beschriebenen Art durch Auswischen der Mundhöhle zu beseitigen. Viele Not-
fallkoffer wurden inzwischen mit Absauggeräten ausgestattet, die wegen ihrer zu geringen Leistung nur einen symbolischen Wert besitzen.
Handbetriebene Absaugpumpen lassen sich, falls man die Absaugung
ohne Hilfe durchzuführen hat, nicht in wirkungsvoller Weise einsetzen,
da, wie beschrieben, die eine Hand den Mund öffnen, die andere
den Katheter führen muß. Auf Grund unserer in der Praxis gewonnenen Erfahrungen empfehlen wir entweder die Mundsäuberung *ohne*
Hilfsmittel oder aber die Ausrüstung mit einer leistungsfähigen und
nicht störanfälligen *Fußabsaugpumpe* (Abb. 19).

Bei einem Bewußtlosen ist, gleichgültig, ob durch das Freimachen
der Atemwege die Spontanatmung wieder einsetzt oder aber eine Beatmung in Form der Atemspende oder mit Geräten fortgesetzt werden
muß, das exakte Freihalten der Atemwege eine unabdingbare Voraussetzung für den Erfolg der Wiederbelebung. Obwohl in den meisten
Fällen die Muskulatur des Bewußtlosen weitgehend entspannt ist, besteht immer die Gefahr, daß der Kopf aus der einmal herbeigeführten
überstreckten Lage langsam abweicht und dadurch erneut eine teilweise
oder vollständige Verlegung der Atemwege resultiert. Die wiederholte
Korrektur der Kopf- und Kieferhaltung und die fortlaufende Kontrolle der Atemfunktion sind daher unerläßlich.

Der Arzt, aber auch der geübte und entsprechend ausgebildete
Laienhelfer, ganz besonders das Personal des Rettungs- oder Notfall-
wagens, können zur zusätzlichen Sicherung freier Atemwege einen
*Guedel-Tubus* einführen. Dieser Tubus stellt bei richtiger Lage eine
Luftbrücke, also eine Verbindung zwischen der Außenluft und dem
Kehlkopfeingang dar und drängt außerdem infolge seiner leicht ge-
schwungenen Form die Zunge nach vorn. Der Guedel-Tubus wird in
*zwei* Phasen eingeführt. Nach Öffnung des Mundes schiebt man den
Tubus, dessen orale Öffnung zunächst kopfwärts zeigt, zwischen Zunge
und Oberkiefer etwa bis zur Hälfte in die Mundhöhle ein (Abb. 20 a).

Anschließend ist der Tubus um 180° zu drehen, so daß die orale
Öffnung nunmehr körperwärts zeigt. Erst dann wird er unter Sicht
vorsichtig weiter eingeführt, bis die am Tubus befindliche Gummiplatte
an den Lippen abschließt (Abb. 20 b).

Der sich der Platte anschließende starre Teil des Tubus liegt dann zwischen den Zahnreihen. Nur dadurch läßt sich verhindern, daß der Verletzte z. B. bei einem Krampf der Kaumuskulatur (Schädelverletzungen) durch Zubeißen das Lumen des Tubus verschließt und damit die Luftbrücke unwirksam macht. Der verstärkte zwischen den Zähnen liegende Tubusteil gestattet außerdem das feste Schließen des Mundes, da nur dann, wie bereits beschrieben, die Atemwege mit Sicherheit frei werden.

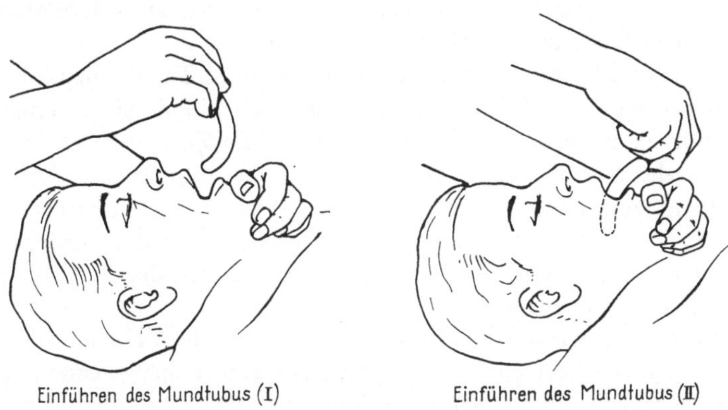


Abb 20 a und b

Für Erwachsene und Kinder stehen verschiedene Tubusgrößen zur Verfügung. Voraussetzung für eine ausreichende Wirksamkeit ist die dem Einzelfall angepaßte Tubuslänge. Unabhängig davon sollte der beschriebene Tubus nur von demjenigen angewandt werden, der über eine ausreichende praktische Übung verfügt. Jede unsachgemäße Handhabung führt zu Verletzungen, evtl. sogar zur Auslösung von Erbrechen und damit zu einer Verschlimmerung des an sich schon bedenklichen Zustandes. Ein Guedel-Tubus ist also ein *Hilfsmittel*, das bei der Notwendigkeit einer länger dauernden Beatmung und bei richtiger Anwendung vorteilhaft sein kann, das aber für die Durchführung einer Notfallbeatmung nicht unbedingt benötigt wird. Auch ein gut eingeführter Tubus ersetzt *nie* die exakte Kopf- und Kieferhaltung!

Es ist sicher, daß heute mit der im Klinikbereich als Routinemethode durchgeführten *Intubation*, also dem Einführen eines Endotrachealkatheters, die besten Voraussetzungen für die Normalisierung der Atemfunktion zu schaffen sind. Der mit Hilfe eines Laryngoskopes eingeführte Katheter verhindert eine Aspiration und ermöglicht neben einer ausreichenden Beatmung auch das Absaugen evtl. bereits in die Luftwege eingedrungener flüssiger und fester Bestandteile. Während früher die Ansicht vertreten wurde, daß jeder Student der Medizin notfalls mit einem Taschenmesser eine *Nottracheotomie* durchzuführen in der Lage sein sollte, geht die Forderung heute dahin, daß jeder Arzt imstande sein müßte, eine Intubation, insbesondere als Noteingriff, vorzunehmen. Die Intubation ist fraglos die bessere und weniger gefahrvolle Methode, dennoch verlangt auch diese an sich einfache Maßnahme Übung und vor allem Instrumentar.

Jeder Versuch, ohne entsprechende Übung einen Tubus einzuführen, sollte unbedingt unterbleiben, da außerhalb der Klinik häufig ungünstige Vorbedingungen (Blutungen, fehlende Entspannung, Lagerung etc.) bestehen. Nicht selten mißlingt dann die Intubation, während gleichzeitig zusätzliche Nebenverletzungen entstehen. Hieraus ergibt sich jedoch die in letzter Zeit immer wieder aufgestellte Forderung, alle Studenten der Medizin, aber auch alle Ärzte in der Technik der Intubation zu unterrichten.

Gewarnt werden soll hier ausdrücklich vor der häufig empfohlenen Anwendung von Notconiotomie- oder Nottracheotomiebestecken. Bisher ist noch kein Instrumentar bekannt, mit dem auch der weniger Geübte ohne Gefahr für den Patienten einen solchen Eingriff ausführen könnte. Entweder ist das Lumen der mit Hilfe eines Troikars in die Luftröhre eingeführten Kanüle zu klein oder aber die an der Spitze des Troikars angebrachten Dreieckschneiden führen bei unsachgemäßer Anwendung zu erheblichen Nebenverletzungen an der Trachea selbst, evtl. sogar an den benachbarten Gefäßen. Auch hieraus ergibt sich der Hinweis, daß die Ausrüstung der Notfalltasche vom Ausbildungsstand des Arztes abhängig ist. Unabhängig davon kann der Arzt, der weder die Technik der Intubation noch der Nottracheotomie beherrscht, bei den meisten Notfallpatienten zumindest in der ersten Versorgungsphase allein durch die Anwendung der lebensrettenden Sofortmaßnahmen das Überleben sichern.

Sind die Atemwege in der beschriebenen Weise freigemacht und setzt die Eigenatmung auch nach Ausschluß einer Verlegung der Nasenwege und einer evtl. Mund- und Rachenreinigung nicht ein, so ist als Ursache der Atemstörung eine zu beseitigende, mechanische Verlegung der Atemwege weitgehend auszuschließen; es besteht eine durch Verletzung oder akute Erkrankung hervorgerufene *Atemlähmung*. In diesem Falle muß sofort mit der künstlichen Beatmung begonnen werden. Die in der Praxis gewonnenen Erfahrungen zeigen jedoch, daß ca. 80% der Patienten, bei denen zunächst eine Störung der Atemfunktion vorliegt, nach dem Freimachen und Freihalten der Atemwege ohne zusätzliche Maßnahmen eine ausreichende Spontan-Atmung haben.

Während früher die Durchführung einer *künstlichen Beatmung* nur mit Hilfe der manuellen Methoden möglich war, steht seit einigen Jahren eine an sich alte, nunmehr neu entdeckte und wissenschaftlich exakt untersuchte Methode, die sich inzwischen ausgezeichnet bewährt hat, zur Verfügung; wir bezeichnen diese Methode als *Atemspende.* Sie kann als Mund-zu-Mund- und auch als Mund-zu-Nase-Methode zur Anwendung kommen. Es besteht auf Grund der experimentellen Untersuchungen, aber auch der in der Praxis gewonnenen Erfahrungen heute kein Zweifel mehr daran, daß die *Atemspende allen manuellen Methoden in der Wirkung weit überlegen ist* und daher stets an erster Stelle gelehrt und angewandt werden sollte. Die wesentlichsten *Vorteile* ergeben sich aus folgenden Gründen:

1. Nur bei der Atemspende bleiben beide Hände frei, die für die Überstreckung des Kopfes und das Anheben des Unterkiefers benötigt werden, um freie Atemwege zu schaffen. Freie Atemwege sind aber in jedem Fall die Grundvoraussetzung für einen ausreichenden Beatmungseffekt!

2. Die Atemspende erfordert keine besondere Lagerung oder andere zeitraubende Vorbereitungen. Gleichgültig in welcher Situation der Verletzte oder Erkrankte vorgefunden wird und unabhängig davon, welche von Fall zu Fall wechselnden äußeren Umstände vorliegen, immer kann die Atemspende sofort zur Anwendung kommen.

3. Die Durchführung der Atemspende ist weniger anstrengend als die Durchführung der manuellen Methoden. Es liegen inzwischen zahlreiche Berichte darüber vor, daß Schulkinder bei Erwachsenen eine erfolgreiche Wiederbelebung mit Hilfe der Atemspende durchführen konnten.

4. Die Anwendung der Atemspende ist für den Verletzten oder Erkrankten in jedem Falle gefahrlos, auch dann, wenn der Beatmende eine noch vorhandene Eigenatmung nicht erkannt haben sollte.

5. Die Atemspende läßt sich auch dann durchführen, wenn Verletzungen an den oberen Gliedmaßen oder sogar am Brustkorb (Rippenserienbrüche) vorliegen.

6. Die Atemspende kann auch auf kleinstem Raum, z. B. während des Transportes in eine Klinik, fortgeführt werden.

7. Als einzige aller Beatmungsmethoden erlaubt die Atemspende eine Kontrolle des Beatmungseffektes, indem der Helfer auf das *Heben und Senken* des Brustkorbes achten und gleichzeitig in der Exspirationsphase das Ausströmen der eingeblasenen Luft aus der Nase *hören* und *fühlen* kann.

8. Die Atemspende ist im Gegensatz zu den manuellen Methoden wesentlich leichter erlernbar. Von Bedeutung ist ferner, daß die meisten Ärzte und Laienhelfer eine Beatmungsmethode nicht häufig üben oder gar anwenden können. Die Technik der Atemspende ist einfach und wird nach entsprechender sorgfältiger Ausbildung kaum wieder vergessen.

Aus den genannten Gründen sollen Ärzte und Laienhelfer nur noch eine Methode, und zwar diejenige, die den größten Effekt verspricht, nämlich die Atemspende, erlernen. Nicht selten wird auch heute noch argumentiert, daß bei Gesichtsverletzungen die Atemspende nicht anwendbar sei und aus diesem Grunde zusätzlich unbedingt eine manuelle Methode gelehrt werden müßte. Die Praxis und entsprechende Untersuchungen zeigen aber, daß das Zusammentreffen von Gesichts- oder Kieferverletzungen mit einer zentralen Atemstörung eine absolute Seltenheit darstellt und außerdem gerade in diesen Fällen auch die manuellen Methoden unwirksam bleiben. Es wird außerdem immer wieder die Frage gestellt, ob die Ausatemluft des Beatmenden, die ja für die Insufflation verwandt wird, noch genügend Sauerstoff enthält, um eine ausreichende Sauerstoffzufuhr für den Patienten garantieren zu können. Diese Frage wurde eingehend untersucht. Es besteht kein Zweifel daran, daß die in der Ausatemluft noch enthaltenen 17 Vol-% Sauerstoff praktisch immer ausreichen, um bei sachgemäßer Durchführung der Atemspende schon nach ca. 5 bis 10 Beatmungen eine ausreichende Sauerstoffsättigung des Patienten zu erreichen.

Zusammenfassend läßt sich feststellen, daß die Atemspende jeder anderen heute bekannten Methode überlegen ist und die größten Erfolgsaussichten für die Wiederbelebung der Atemfunktion beinhaltet. Unabhängig von der Ursache und gleichgültig, ob die Störungen der Atemtätigkeit als Folge eines Unfalles, durch Ertrinken, durch Einwirkung elektrischen Stromes, durch giftige Gase, durch chemische Mittel, durch Veränderungen der Herztätigkeit, direkte Hirnschäden oder

andere Einwirkungen entstehen — in jedem Falle ist die Atemspende
die beste Methode, um in kürzester Zeit ohne jedes weitere Hilfsmittel
den notwendigen Sauerstoff zuzuführen (Abb. 21).

Vorsicht ist für den Beatmenden lediglich bei *Vergifteten* geboten,
die sich Kontaktgifte zuführten. Die äußeren Umstände, Krämpfe bei
gleichzeitig enggestellten Pupillen, geben entsprechende Hinweise.

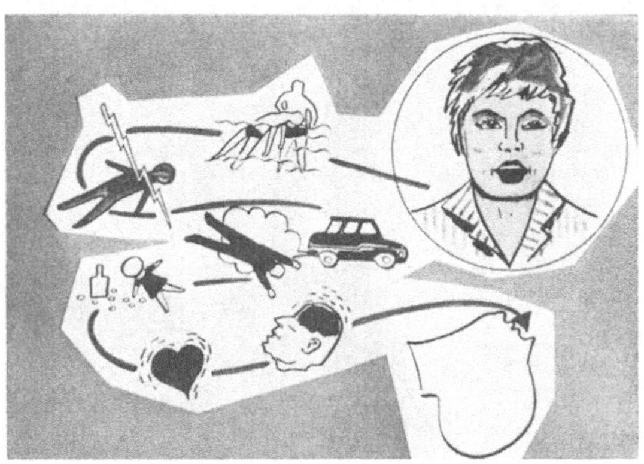

Abb. 21

Als *Kontraindikation* für jede Überdruckbeatmung ist schließlich
noch der Spannungspneumothorax zu nennen. In diesen Fällen ist
selbstverständlich vorher eine Entlastung mit einer Pneunadel notwendig.

Während das Freimachen der Atemwege, vor allem die Überstrekkung des Kopfes, vorwiegend am Lebenden zu erlernen ist, sollte jeder
Gelegenheit haben, die Insufflation, d. h. die eigentliche Beatmung als
Mund-zu-Nase- oder Mund-zu-Mund-Methode an einem *Phantom* zu
üben. Die insbesondere für den Laien komplizierten anatomischen Verhältnisse im Bereich des Mund- und Rachenraumes sind bei dem hier
abgebildeten Phantom auf eine einfache mechanische Hebelwirkung
übersetzt worden, um die Notwendigkeit des Freimachens der Atemwege durch Überstreckung des Kopfes zu verdeutlichen. Die Ausgangsstellung am Phantom verdeutlicht den Zustand, wie er sich bei einem
Bewußtlosen findet: der Kopf ist leicht nach vorn geneigt, der Unterkiefer mit der Zunge herabgesunken. Am Phantom kennzeichnet die
mit einem Pfeil versehene Mechanik die Verlegung der Atemwege.

Die Überstreckung des Kopfes und das Anheben des Unterkiefers sichern in gleicher Weise am Phantom wie beim Menschen das Aufheben der Blockierung und die Möglichkeit einer Beatmung. Der Übende kann sich am Phantom darüber unterrichten, welche Kopfstellung bei der Durchführung der Atemspende im Ernstfalle einzuhalten ist. Er kann außerdem feststellen, daß selbst bei einer geringgradigen Änderung der Kopfstellung bereits eine teilweise und schließlich eine vollständige Verlegung der Atemwege eintritt.

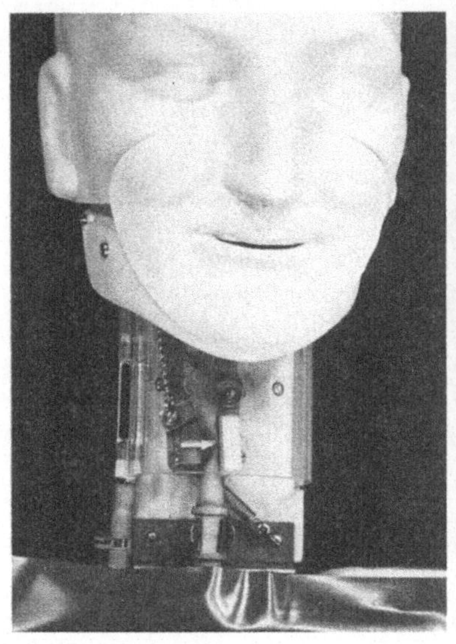
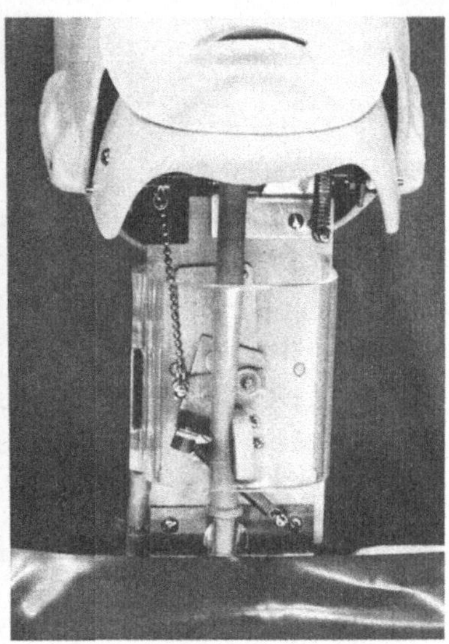

Abb. 22 a                    Abb. 22 b

Für die Beatmung selbst bevorzugen wir an erster Stelle die Mund-zu-Nase-Methode, da der Ungeübte seinen Mund über der Nase des Verletzten besser abdichten kann und das Freihalten der Atemwege bei *geschlossenem* Munde sicherer ist. Außerdem wird der Einblasdruck in den Nasenhöhlen reduziert. Damit entfällt weitgehend die Gefahr der gleichzeitigen Aufblähung des Magens, die wiederum eine Regurgitation und Aspiration bewirken könnte. Die Beatmung beginnt mit dem bereits beschriebenen Freimachen der Atemwege. Eine Hand liegt auf der Stirn-Haargrenze und überstreckt den Kopf soweit wie möglich nach hinten, die zweite Hand liegt flach unter dem Kinn, schließt den Mund und hebt dadurch den Unterkiefer und die Zunge nach vorn. Der über die Lippen gelegte Daumen garantiert einen festen Mundverschluß. Hiermit ist die Ausgangssituation für die Durchführung der Mund-zu-Nase-Beatmung erreicht.

Der Beatmende öffnet seinen Mund weit und atmet tief ein. (Abb. 23) Er setzt anschließend den geöffneten Mund über der Nase des Patienten auf und dichtet die Lippen rundum gut ab. Die überstreckte

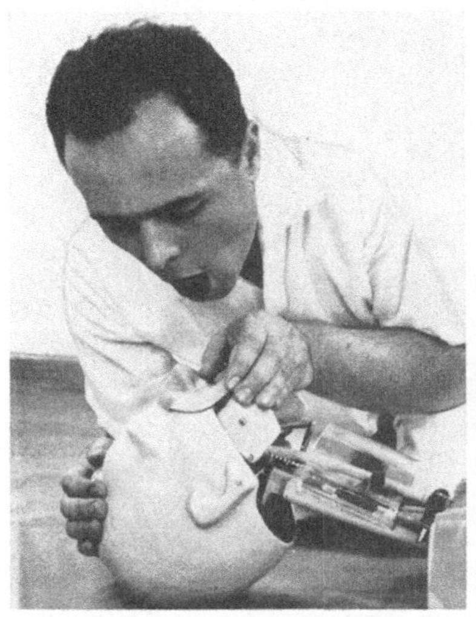

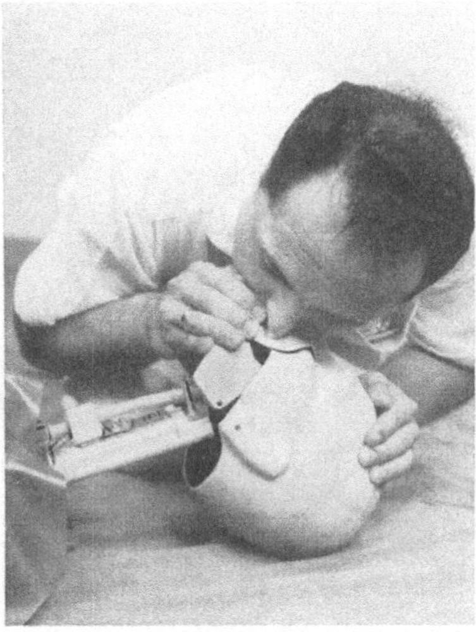

Abb. 23 Abb. 24

Kopfhaltung des Patienten darf nicht verändert werden. Während der dann folgenden Insufflation beobachtet man das Heben des Brustkorbes, um sich davon zu überzeugen, daß die eingeblasene Luft in die Lungen gelangt.

Nach Beendigung der Insufflation hebt der Beatmende seinen Mund ab, neigt den Kopf zur Seite, um

a) die aus der Nase entweichende Luft hören und fühlen zu können und

b) das Senken des Brustkorbes zu beobachten. (Abb. 25)

*Heben* und *Senken* des Brustkorbes sowie *Hören* und *Fühlen* der aus der Lunge des Beatmeten entweichenden Luft sind zur Beurteilung des Beatmungseffektes von großer Wichtigkeit. Fehlen diese Anzeichen,

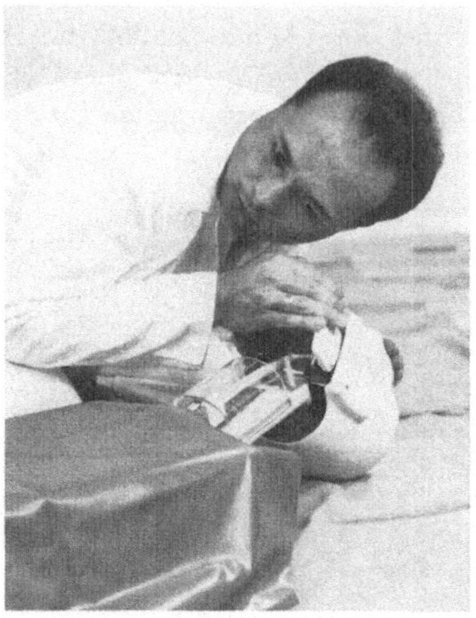

Abb. 25

so muß die Kopfstellung korrigiert, evtl. die Mundhöhle nach Fremdkörpern etc. überprüft, der Einblasdruck verstärkt oder die Abdichtung über der Nase verbessert werden. Schließlich kann die Ursache eines fehlenden Beatmungseffektes in der Verlegung der Nase bestehen. In diesem Falle ist die Mund-zu-Nase- durch die Mund-zu-Mund-Beatmung abzulösen.

Die Ausgangsstellung ist die gleiche wie bei der Mund-zu-Nase-Methode. Die Finger der Hände liegen flach über der Stirn-Haargrenze bzw. unter dem Kinn, der Mund wird jetzt nicht durch den Daumen verschlossen, sondern für einen querfingerbreiten Spalt geöffnet. Falls ein Krampf der Kaumuskulatur besteht, genügt es, mit dem Daumen die Unterlippe herabzuziehen, da die geschlossenen Zahnreihen den Luftstrom nicht wesentlich behindern. (Abb. 26)

Der Beatmende setzt seinen Mund über dem Mund des Patienten auf und verschließt entweder wie auf Abb. 27 dargestellt mit seiner Wange die Nasenöffnungen oder er hält die Nase mit dem Daumen

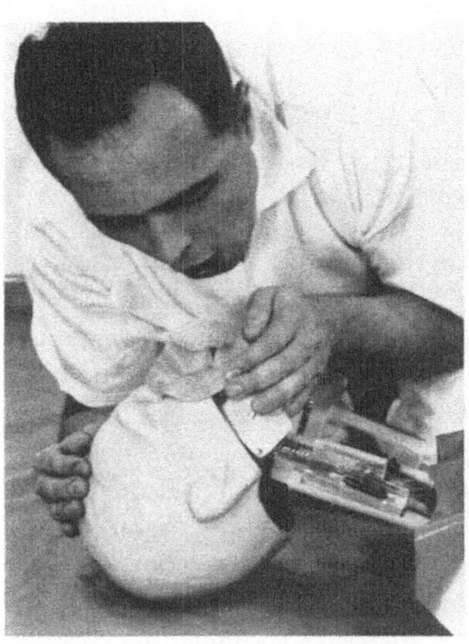

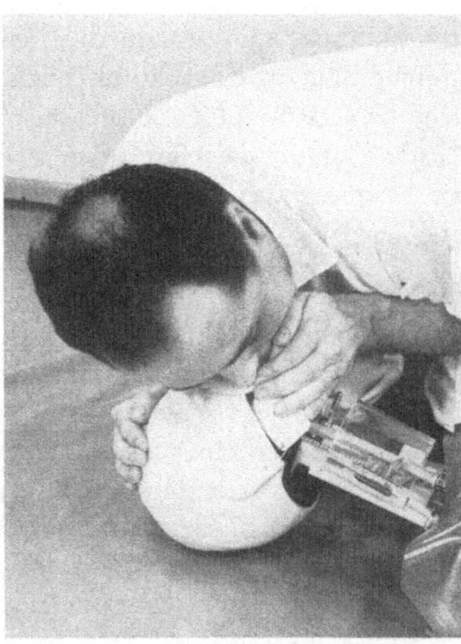

Abb. 26                    Abb. 27

und Zeigefinger der auf der Stirn liegenden Hand zu. In jedem Falle wird so ein Entweichen der in den Mund eingeblasenen Luft aus der Nase verhindert. Auch bei der Mund-zu-Mund-Beatmung wird während der Insufflation das Heben des Brustkorbes beobachtet und nach Beendigung des Einblasens das Entweichen der Luft aus dem Mund sowie das Senken des Brustkorbes kontrolliert. Der Beatmungsdruck darf bei der Mund-zu-Mund-Beatmung nicht zu stark sein, da anderenfalls die Gefahr entsteht, daß ein Teil der eingeblasenen Luft nicht nur in die Trachea, sondern auch über den Oesophagus in den Magen gelangt. Jede übermäßige Anstrengung verkleinert nur unnötigerweise die Kraftreserven des Helfers und verbessert den Beatmungseffekt in keiner Weise. Es ist daher völlig ausreichend, vor jeder Beatmung etwas tiefer als normal einzuatmen. Eine übermäßige Inspiration bringt keine Vorteile. Es entstehen bei gleichzeitig erhöhter Frequenz unnötigerweise tetanische Symptome, die sich bei mittlerem Hubvolumen und normaler Frequenz praktisch immer vermeiden lassen.

Ob im Einzelfalle die Mund-zu-Nase- oder Mund-zu-Mund-Methode zur Anwendung kommen wird, richtet sich nach den verschiedenen Voraussetzungen. Die Beatmung beginnt mit 5 bis höchstens 10 schnell hintereinander durchgeführten Insufflationen, um durch eine schnelle Sauerstoffzufuhr in möglichst kurzer Zeit das bereits vorhandene Sauerstoffdefizit ausgleichen zu können. Anschließend wird im Abstand von etwa 5 Sekunden weiterbeatmet. Bei Erwachsenen braucht die Frequenz sicher nicht über 16 Insufflationen/Min. zu liegen.

Die Beatmung wird in diesem Rhythmus bis zum Erfolg der Wiederbelebung oder bis zur Klinikaufnahme fortgesetzt. Unter diesen Voraussetzungen erhält der Patient genügend Sauerstoff, zum anderen läßt sich sicherstellen, daß der Beatmende die Atemspende auch über einen längeren Zeitraum in ausreichender Weise fortführen kann. Eine hastige Beatmung mit zu tiefer Inspiration und Exspiration kann — wie bereits erwähnt — infolge eines übermäßigen Kohlensäureverlustes zu tetanischen Symptomen führen, die sich im einzelnen durch Kribbeln in den Fingern, Flimmern vor den Augen etc. ankündigen. Tritt dieser Zustand dennoch ein, so sollte die Beatmung für ca. 20 bis 30 Sek. unterbrochen werden. Nach dieser Zeit klingen die genannten Erscheinungen ab, sie kehren auch nicht wieder, wenn der angegebene Rhythmus und die Beatmungstiefe eingehalten werden. Das Beatmungsvolumen ist dem jeweiligen Verletzten oder Erkrankten anzupassen. Die sichtbaren Thoraxexkursionen ergeben die besten Hinweise, außerdem zeigt der Rückgang der Zyanose die Effektivität der Atemspende an.

Bei *Säuglingen* und *Kleinkindern* geschieht das Freihalten der Atemwege in der gleichen Weise. Wegen des relativ großen Kopfes ist hier die Unterpolsterung der Schulterblattgegend anzuraten. Bei der Beatmung wird jedoch *gleichzeitig* durch den *Mund* und die *Nase* insuffliert. In diesen Fällen sind wegen des wesentlich geringeren Fassungsvermögens der Lungen der Einblasdruck und die eingeblasene Luftmenge zu reduzieren, die Frequenz auf 20 bis 40/Min. zu erhöhen.

Mit der gleichen Technik, wie am Phantom erlernt, wird die Atemspende bei einem Verletzten angewandt. Die nachfolgenden Abbildungen zeigen nochmals die drei Phasen:

1. Überstreckung des Kopfes, Öffnen des Mundes und Einatmung (Abb. 28).

2. Abdichten des Mundes, Insufflation und Beobachtung des Beatmungseffektes (Abb. 29).

3. Hören und Fühlen der ausgeatmeten Luft, Senken des Brustkorbes (Abb. 30).

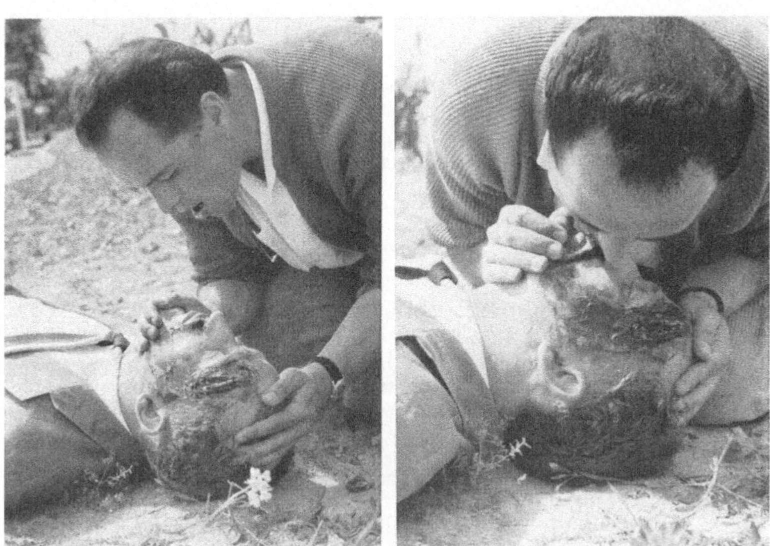

Abb. 28                                               Abb. 29

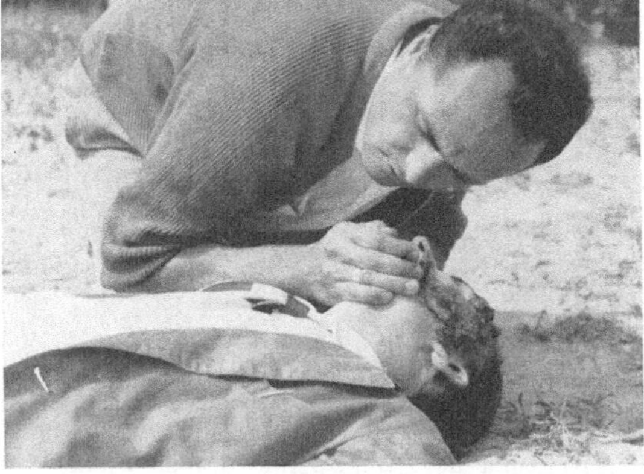

Abb. 30

Da die Atemspende inzwischen in zahlreichen Fällen schnell eine erfolgreiche Wiederbelebung ermöglichte, wurde diese Methode von Laien und in der Presse häufig als *Lebenskuß* bezeichnet. Der in dieser

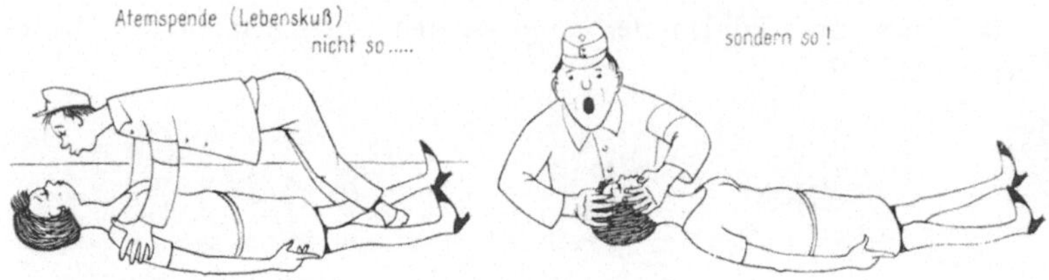


Abb. 31 a und b

Methode nicht ausreichend Unterrichtete verbindet mit dem Begriff des Kusses nicht nur die Berührung, sondern die gespitzten Lippen. Gerade diese Mundstellung ist aber, wie eingehend dargestellt, zur Durchführung der *Atemspende* völlig ungeeignet.

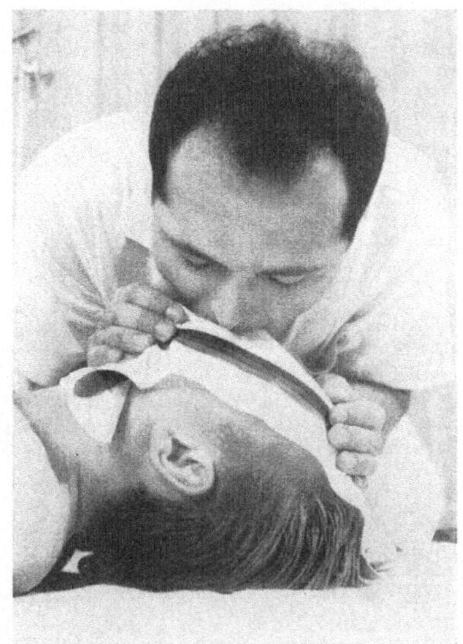

Abb. 32

Die seit Einführung der Atemspende immer wieder vorgebrachten psychologischen Bedenken, die vor allem den direkten Kontakt mit dem Verletzten betreffen, haben sich, wie ebenfalls die Erfahrung in der Praxis zeigt, nicht bestätigt (Ausnahme Vergiftungen mit Kontaktgiften, siehe oben).

Durch das *Auflegen eines Taschentuches* oder eines anderen luftdurchlässigen Stoffes läßt sich die Mund- und Nasenpartie des Bewußtlosen abdecken und dennoch die Atemspende mit gleichem Effekt durchführen (Abb. 32).

Neben diesen einfachen stets greifbaren Hilfsmitteln werden seit einiger Zeit *Beatmungstuben* angeboten. Diese Tuben haben sowohl Vor- als auch Nachteile. Sie verhindern zwar den direkten Kontakt, können andererseits aber Nebenverletzungen bewirken, insbesondere wenn sie aus einem relativ starren Kunststoff bestehen. Außerdem beinhalten sie die Gefahr, daß Zeit verloren geht, bis diese Hilfsmittel zur Verfügung stehen und dadurch die Anwendung einer lebensrettenden Maßnahme unnötigerweise verzögert wird. *Jeder muß grundsätzlich bereit sein, die Atemspende ohne jedes Hilfsmittel auszuführen, da in vielen Fällen nur die sofortige Hilfe den Erfolg garantiert.*

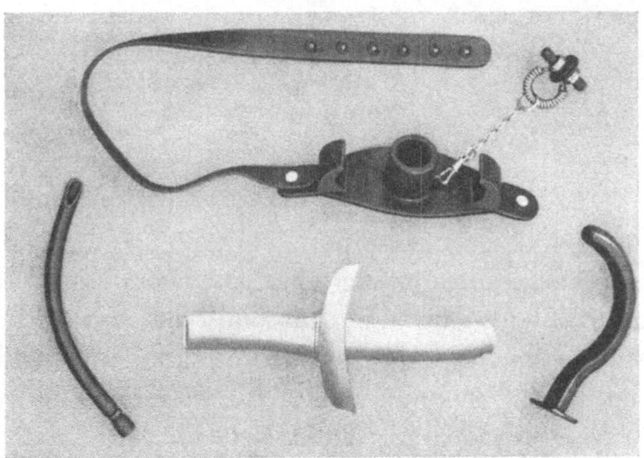

Abb. 33. Beatmungstuben. Oben: Dräger-Orotubus, untere Reihe von links nach rechts: Nasopharyngealtubus, Safar-Tubus, Guedel-Tubus.

Für Ärzte und Berufshelfer ist ungeachtet dessen die Ausstattung mit einem solchen Beatmungstubus zu empfehlen. Der *Orotubus* (Dräger-Werke) hat sich für die Erstversorgung am besten bewährt. Dieser Tubus besitzt im Gegensatz zu anderen im Handel befindlichen nur einen kurzen Mundansatz, so daß der Ungeübte nicht in die Gefahr kommt, mit einem längeren, in den Rachen reichenden Tubus Nebenverletzungen zu setzen oder evtl. auch Erbrechen auszulösen. Außerdem läßt sich mit dem am Orotubus befestigten Gummischild und einer Nasenklemme die erforderliche Abdichtung der Mund- und Nasenpartie besser sicherstellen als mit einer Maske. Immer wieder muß jedoch darauf hingewiesen werden, daß auch die Anwendung dieser Hilfsmittel nicht von der Durchführung der beschriebenen exakten Kopf- und Kieferhaltung entbindet. Sobald Beatmungstuben zur Verfügung stehen, kann der hiermit in ausreichender Weise Ausgebildete die Atemspende unter Anwendung des Tubus weiterführen.

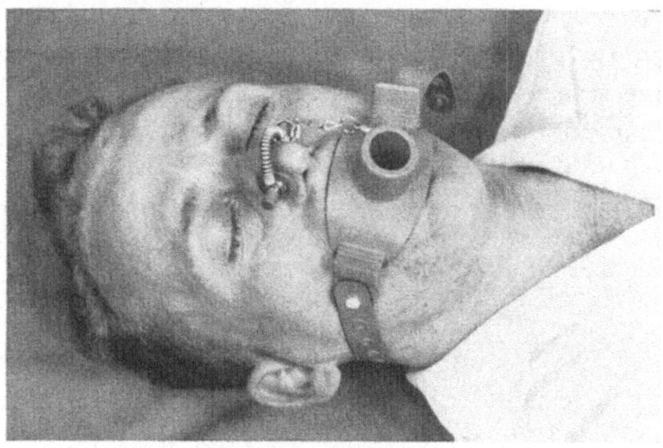

Abb. 34

Die Abb. 34 zeigt den richtig angelegten Orotubus. Die flexible Gummiplatte paßt sich gut allen anatomischen Variationen an und dichtet die Mundpartie bei richtiger Haltung des Kopfes und Fixierung des Tubus gut ab. Ein an der Gummiplatte befestigter Stutzen ermöglicht einmal die Durchführung der Atemspende, ohne daß der Helfer direkten Kontakt mit dem Verletzten bekommt, zum anderen passen in diesen Stutzen die Ansatzstücke aller Beatmungsgeräte. Sobald solche *Beatmungsgeräte* zur Verfügung stehen, kann *ohne* Tubuswechsel die Beatmung mit Geräten weitergeführt werden. Die Nase ist, um ein Entweichen der in den Mund eingeblasenen Luft zu verhindern, mit einer Klemme verschlossen. Bei einem Krampf der Kaumuskulatur läßt sich der Tubus nicht einführen. Der Versuch, ihn anzuwenden, führt wiederum zu einem unnötigen Zeitverlust.

Die Abb. 35 a und b zeigen die Verwendung des Tubus und die
Handhaltung des Beatmenden. Die Finger halten den Kopf in der
überstreckten Lage, die Daumen fixieren mit Hilfe der an der Gummiplatte angebrachten Halterungen den rechten Sitz des Tubus, die notwendige Beobachtung des Beatmungseffektes ist auch bei Anwendung
des Orotubus möglich.

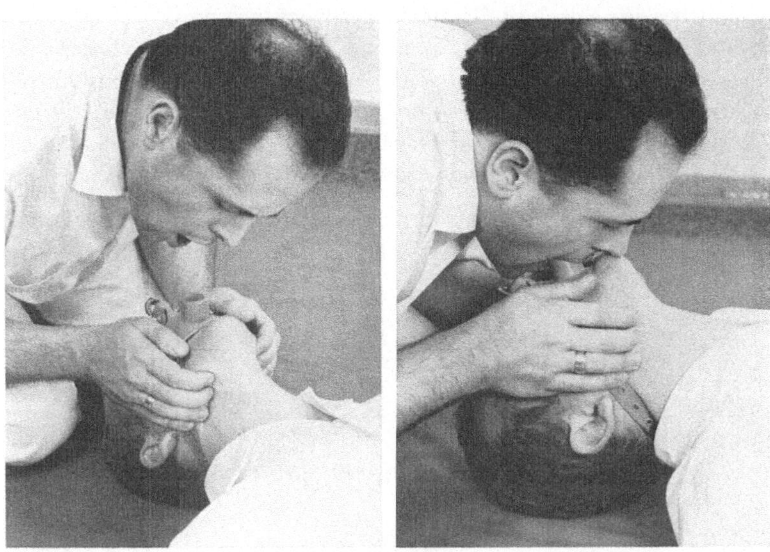

Abb. 35 a und b

In Krankenwagen, Rettungsstationen, aber auch in der Notfalltasche des Arztes sollten einfache *Beatmungsgeräte* bereitgehalten werden. Diese Geräte müssen unter allen denkbaren Bedingungen sofort
ohne jede Zusatzeinrichtung einsetzbar sein und eine ausreichende,
störungsfreie Beatmung evtl. über einen längeren Zeitraum garantieren.

Die Abb. 36 zeigt den Einsatz des Ambu-Beutels, der die genannten Forderungen in vollem Umfange erfüllt und auf Grund seiner einfachen Konstruktion auch von einem entsprechend ausgebildeten Laienhelfer angewandt werden kann. Zur Durchführung einer Wiederbelebung, zumindest zur Überbrückung der kritischen Zeitspanne, reicht der
Sauerstoffgehalt der Luft aus. Die einfachen Beatmungsgeräte können

daher zunächst ohne zusätzliche Sauerstoffzufuhr zur Anwendung
kommen. In besonders gelagerten Fällen, bei bestimmten Vergiftungen, aber auch bei Störungen der Lungenfunktion kann jedoch die Anreicherung der Beatmungsluft mit Sauerstoff oder sogar die vorüber-
gehende Beatmung mit reinem Sauerstoff von Vorteil sein. In die Beatmungsgeräte läßt sich, falls eine Sauerstoff-Flasche zur Verfügung
steht, $O_2$ durch einen Stutzen einleiten. Die mögliche Sauerstoffzufuhr
variiert bei den einzelnen Geräten. Im allgemeinen wird man mit einer
Zugabe von 3 bis 5 Liter $O_2$/Min. eine genügende Sauerstoffanreiche-
rung (ca. 30 Vol-%) im Beutel und damit in der Beatmungsluft erreichen. Wichtiger als die Erhöhung des Sauerstoffanteiles, die ja das
Vorhandensein von Sauerstoff-Flaschen voraussetzt, ist in den weitaus
meisten Fällen die schnelle und gezielte Hilfe.

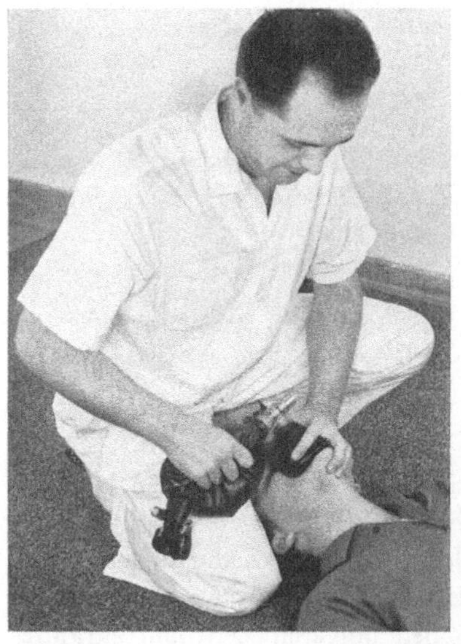 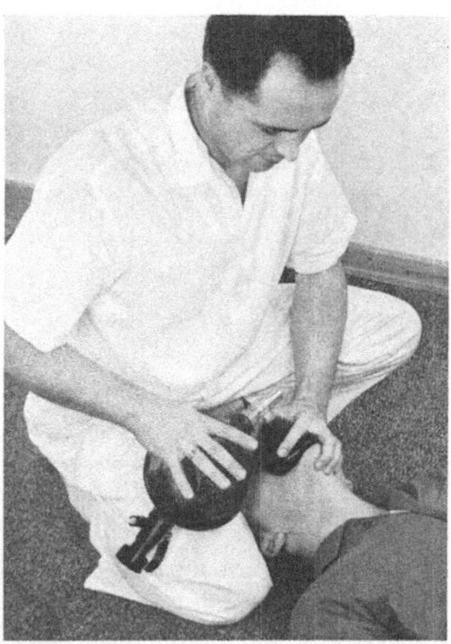

Abb. 36                         Abb. 37

Die Durchführung der Beatmung mit einfachen Geräten ergibt sich
aus den Abb. 36 und 37. Man kniet am Kopf des Verletzten, überstreckt den Kopf, legt evtl. vorher einen Guedel-Tubus ein, fixiert die
Maske mit einer Hand fest über Mund und Nase, stützt den Beutel auf
dem Oberschenkel ab und drückt ihn in einer Frequenz von 16 bis

18 Min. zusammen. Häufig werden für die Masken Haltevorrichtungen mitgeliefert. Da durch unsachgemäßes Anlegen dieser Nackenbänder der Unterkiefer nach unten gedrückt werden kann und außerdem eine Korrektur des Maskensitzes nur noch schwer möglich ist, sollte man in der Erstversorgung auf diese Haltevorrichtungen ganz verzichten.

Nach jedem Zusammendrücken (Abb. 36) wird der Beutel *schnell* losgelassen (Abb. 37), er dehnt sich selbsttätig aus und füllt sich, während der Beatmende durch das Ventil ausatmet, erneut mit Luft. Wichtig ist, darauf zu achten, den Beutel nicht zu schnell oder zu langsam zusammenzudrücken. Die Beatmung sollte unbedingt an einem Phantom oder in der Klinik an einem relaxierten Patienten geübt werden. Es bedarf kaum noch einer Erwähnung, daß auch bei der Beatmung mit Geräten die Atemwege unbedingt frei sein müssen und auch hierbei der Beatmungseffekt zu kontrollieren ist. Ein Gerät *erleichtert* also nur die Durchführung einer Beatmung, die Grundvoraussetzungen bleiben die gleichen.

Während man die Handgriffe zum Freimachen der Atemwege schnell erlernt, hat der Anfänger häufig große Schwierigkeiten, eine Beatmungsmaske über dem Mund und der Nase des Patienten so zu fixieren, daß sie rundum fest abdichtet und kein Leck auftritt, das ja zwangsläufig den Beatmungseffekt verringern muß.

Die richtige Haltung einer Maske ist auf der Abb. 38 dargestellt. Die Maske wird mit Daumen und Zeigefinger fest aufgesetzt, während die übrigen drei Finger unterhalb des Unterkiefers liegen und dafür sorgen, daß der Kopf in der überstreckten Lage bleibt. Das Aufsetzen, vor allem das Abdichten einer Maske kann im Gegensatz zur Beatmung an einer Versuchsperson geübt werden; dazu ist die für den Stutzen des Beatmungsventils vorgesehene Maskenöffnung mit einem Stopfen zu verschließen. Der Übende setzt die Maske wie dargestellt auf und die Übungsperson versucht anschließend, ein- oder auszuatmen. Entweicht bei diesem Versuch die Luft an den Maskenrändern oder dringt sie von außen beim Versuch der Einatmung ein, so ist der Maskensitz nicht richtig und muß solange korrigiert werden, bis eine vollständige Abdichtung erreicht wird.

Die Beatmung selbst und auch die Beatmungsfrequenz sollten unbedingt an einem Phantom, besser noch während einer klinischen Tätigkeit erlernt werden. Anatomische Variationen, wie z. B. eine große Nase, eingefallene Wangen, ein zahnloser Mund etc. ergeben nicht selten auch für denjenigen, der täglich Maskennarkosen durchführt, Schwierigkeiten. Kleine Kniffe, die sich nicht beschreiben, sondern nur in der Praxis erlernen lassen, bringen häufig erst die Voraussetzung für eine ausreichende Beatmung und die Beseitigung eines Lecks. *Das Beatmungsgerät in der Arzttasche bleibt solange ein unnötiger Luxusgegenstand, bis man sich der Mühe einer entsprechenden Ausbildung unterzieht.*

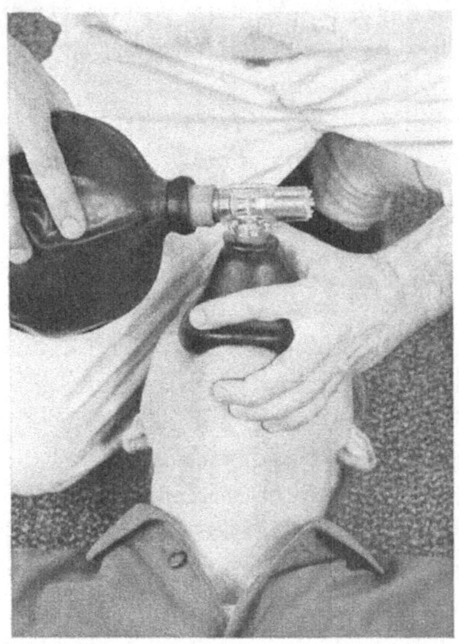

Abb. 38

Alle aufwendigen, mit Aggregaten arbeitenden Beatmungsgeräte sollten im Rahmen der Wiederbelebung zumindest in der ersten Versorgungsphase nicht zur Anwendung kommen. Ihr Einsatz ist nur in Anaesthesieabteilungen oder Reanimationszentren zu empfehlen, da nur hier das speziell ausgebildete Personal zur Verfügung steht. Die meisten Sanitäter, die Transporte von Notfallpatienten durchführen, verfügen bisher leider noch nicht über die Kenntnisse, die die Anwendung automatisch arbeitender Beatmungsgeräte erfordern. Auch hier sollten die mit den Rettungsorganisationen zusammenarbeitenden oder für die Ausrüstung von Krankenwagen verantwortlichen Ärzte mitwirken, um die heute nicht selten vorhandene Diskrepanz zwischen Ausbildungsstand und Ausrüstung zu beseitigen.

Zur ärztlichen Notfallbehandlung gehört die Erkennung und sofortige Entlastung eines *Pneumothorax*. Jede Überdruckbeatmung muß bei einem Ventilpneu in kürzester Zeit zu einer zusätzlichen Lebensbedrohung für den Verletzten führen. In jeder Arzttasche sollten daher fertige und steril verpackte *Pneunadeln* mitgeführt werden.

Zusammenfassend darf festgestellt werden, daß jede Wiederbelebung mit der Normalisierung der Atemfunktion beginnt. Das Freimachen und Freihalten der Atemwege sowie die Beatmung mit Hilfe der Atemspende oder einfacher Geräte bringen in den meisten Fällen schon nach wenigen Minuten den Erfolg oder ermöglichen zumindest, die Zeit zu überbrücken, bis es gelingt, durch spezielle Maßnahmen oder eine spezifische Therapie die Ursache der eingetretenen Störung zu beseitigen. *Das schnelle Erkennen der im Einzelfall vorliegenden Situation, die gezielte Anwendung der notwendigen Maßnahmen und die Normalisierung der Atemtätigkeit verhindern die Beeinträchtigung der übrigen vitalen Funktionen und damit die Ausbildung einer schweren, den Gesamtorganismus erfassenden globalen Störung.*

## II. Der Kreislaufstillstand

### a) Ursachen und Formen des Kreislaufstillstandes

Falls eine *primäre* Störung der *respiratorischen* Funktion vorliegt, zirkuliert hypoxisches Blut noch für einige Minuten, bis eine Asystolie oder Kammerflimmern eintritt. Nach durchschnittlich zwei Minuten werden Hyperventilationsversuche sichtbar, die von Krämpfen und einer schweren Zyanose gefolgt sind. Die Tachykardie erscheint als letztes Symptom. Bei frühzeitigem Erkennen dieser Situation ist der sich auf Grund einer respiratorischen Insuffizienz anbahnende oder bereits eingetretene Kreislaufstillstand prognostisch am günstigsten. Liegt dagegen die primäre Störung am Herzen, so ist die Überlebenszeit der Organe und damit auch die Wiederbelebungszeit deutlich verkürzt.

Wir haben grundsätzlich *drei* Typen des Herzstillstandes zu unterscheiden:

1. die Asystolie,
2. das Kammerflimmern und
3. die Hyposystolie.

Tabelle 2. *Ursachen des Kreislaufstillstandes-Wiederbelebungserfolge.*
Mittelwerte aus der Literatur nach JUDE und ELAM

| Art des Kreislauf-stillstandes | Während Op. und postop. Phase | Herzinfarkt | Prä- und postop. Herz-chirurgie | Verschiedene Ursachen | Gesamt |
|---|---|---|---|---|---|
| a) Asystolie | 80% | 24% | 46% | 77% | 63% |
| b) Kammerflimmern | 20% | 76% | 54% | 23% | 37% |
| Wiederherstellung der Herzaktion | 85% | 48% | 80% | 72% | 72% |
| Entl. aus klinischer Behandlung | 51% | 15% | 17% | 16% | 24% |

Da bei den verschiedenen Formen nicht in jedem Falle ein „Stillstand" des Herzens, wohl aber des Kreislaufes eintritt, ist die Kennzeichnung des Erscheinungsbildes als *Kreislaufstillstand* vorzuziehen. Die folgende Tabelle vermittelt einen Überblick über den Anteil der verschiedenen Typen des Kreislaufstillstandes bei unterschiedlicher primärer Ursache.

Im Operationssaal und auch auf der Wachstation ist der Herzstillstand in Asystolie viermal häufiger als das Kammerflimmern. Nach Myokardinfarkten dagegen tritt das Kammerflimmern dreimal häufiger als die Asystolie auf. Immerhin beträgt heute die *Überlebensrate* im Durchschnitt, also auch unter Mitverwertung der von vornherein prognostisch ungünstigen Fälle, ca. 25%, falls die Wiederbelebungsmaßnahmen zeitgerecht einsetzen (Tab. 2).

### b) Symptomatik des Kreislaufstillstandes

Als sichere Anzeichen eines Kreislaufstillstandes und damit des klinischen Todes sind zu nennen:
1. fehlende Atmung,
2. fehlende Pulsation im Bereich der Karotis,
3. maximale Erweiterung beider Pupillen und
4. blaß-graue oder zyanotische Verfärbung der Haut und Schleimhäute.

Da der Kreislaufstillstand in den meisten Fällen unerwartet eintritt, wird es fast nie möglich sein, den genauen Zeitpunkt des klinischen Todes festzulegen. Das Verhalten der Pupillen gibt gewisse Anhaltspunkte. Etwa 45 Sek. nach Beginn der Anoxie setzt die Erweiterung der Pupillen ein, die komplette Dilatation ist in ca. 90 Sek. erreicht. Die Hautfarbe ist als diagnostisches Kriterium nicht immer verläßlich. Nimmt die sich schnell entwickelnde globale Störung ihren Ausgang von einem Herzstillstand, so kann die Zyanose erst nach einigen Minuten erkennbar werden, während sie bei primärer Störung der Atemtätigkeit als erstes Symptom in Erscheinung tritt.

### c) Die Sofortmaßnahmen bei einem Kreislaufstillstand

Im folgenden sollen fast ausschließlich die notwendigen *Sofortmaßnahmen* dargestellt und besprochen werden (ausführliche Abhandlung über die Diagnostik und Therapie des Kreislaufstillstandes siehe KÖRNER, Heidelberger Taschenbücher, Band 24).

Auch bei einem Kreislaufstillstand beginnt die Wiederbelebung unabhängig von der Ursache grundsätzlich mit dem Versuch, die Atemfunktion durch Bereitstellung ausreichender Mengen Sauerstoff zu normalisieren, wobei davon auszugehen ist, daß im Stadium der *Ersten Hilfe* einer Herzwiederbelebung *alle Maßnahmen ohne jedes Hilfsmittel* zur Anwendung kommen, um weitere Zeitverluste zu vermeiden. Das Freimachen und Freihalten der Atemwege sowie die Technik der Beatmung wurden bereits ausführlich beschrieben. Die *Herzmassage* ist erst dann sinnvoll, wenn Sauerstoff für die Oxygenierung des Blutes zur Verfügung steht. Die künstliche Zirkulation soll den Eintritt des biologischen Todes verhindern. Sowohl die innere als auch die äußere Herzmassage sind mit Erfolg angewandt worden. Als *Notmaßnahme* hat sicher die *äußere Herzmassage* die meisten Vorteile. Sie ist ohne jedes Instrumentar auch außerhalb des Operationssaales durchführbar. Bei geschlossenem Thorax entsteht zudem während der Entlastungsphase ein negativer Druck im Thoraxraum, der sich günstig auf den venösen Rückfluß auswirkt. Abgesehen davon beherrschen nur wenige Ärzte die exakte Technik der inneren Herzmassage, da es sich beim Herzstillstand um ein relativ seltenes Ereignis handelt und die Eröffnung des Brustkorbes am Unfall- oder Erkrankungsort kaum zu verantworten ist und unter diesen Bedingungen wohl auch kaum je einen Erfolg zeigen kann.

Während die Atemspende relativ leicht zu erlernen ist und für den Verletzten oder Erkrankten kaum irgendwelche Gefahren in sich birgt, setzt die *Anwendung der äußeren Herzmassage eine sehr gute ausführliche Ausbildung sowie eine Sicherstellung von Wiederholungsübungen in nicht zu langen Abständen voraus.* Nur dann werden auch Ärzte, die normalerweise außerhalb der operativen Fächer tätig sind, die Symptomatik des Kreislaufstillstandes und die Technik der Methode sicher beherrschen. Eine nicht notwendige oder in der Technik fehlerhafte Herzmassage kann zu *Komplikationen* und damit statt zu einer Besserung zu einer Verschlechterung des Zustandes führen. Wegen der in letzter Zeit immer wiederkehrenden Fragen und Diskussionen muß nachdrücklich betont werden, daß die äußere Herzmassage primär eine *ärztliche* Aufgabe darstellt, die *nur* dann an Laienhelfer delegiert werden kann, wenn hierfür

a) besonders geeignete und *vorgebildete* Helfer (z. B. Grund- und Sanitätsausbildung in Erster Hilfe) einen unter *ärztlicher* Leitung stehenden *Spezialkurs* absolvieren und

b) sicherzustellen ist, daß diese auf Grund des Spezialkurses mit einer Sondererlaubnis ausgestatteten Helfer *mindestens* jährlich einmal an einem Wiederholungskurs teilnehmen.

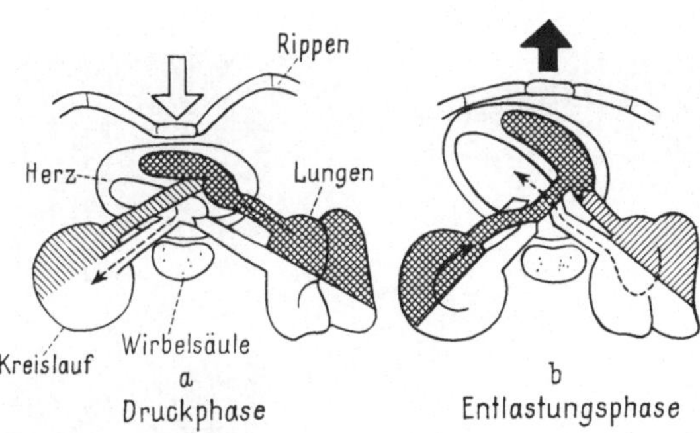



Abb. 39. Druck- und Entlastungsphase während einer Herzmassage

Das Herz liegt zwischen dem Brustbein und der Wirbelsäule. In der *Druckphase* der Herzmassage wird Blut sowohl in die Lungen (Aufnahme von Sauerstoff) als auch in den Körperkreislauf (Transport des Sauerstoffes zu den Zellen) gefördert. Wenn hierbei auch nicht die normale Förderleistung zu erreichen ist, so sichert der mit der Herzmassage erzielte *Minimalkreislauf* dennoch die erforderliche Sauerstoffversorgung der lebenswichtigsten Organe für eine kritische Zeitspanne. In der *Entlastungsphase* strömt das Blut zum Herzen zurück, d. h. das Herz füllt sich wieder mit der Blutmenge, die in der anschließenden Druckphase erneut transportiert wird (Abb. 39).

Ist mit der beschriebenen Symptomatik der Kreislaufstillstand einwandfrei festgestellt worden, so muß zunächst der für die Durchführung der Herzmassage notwendige *Druckpunkt* bestimmt werden. Die genaue Lokalisation ist von großer Wichtigkeit, da der Effekt der Herzmassage hiervon abhängt, aber auch Nebenverletzungen nur dann zu vermeiden sind, wenn die Massage an der richtigen Stelle ansetzt.

In der Abb. 40 sind die Schlüsselbeine, der Verlauf des Brustbeines und der Rippenbogen markiert. Das in der Mitte des Rippenbogens eingezeichnete Dreieck entspricht dem Proc. xiphoides. Der zum Aufsetzen der Handballen geeignete Teil des Brustbeines ist schraffiert dargestellt. Er liegt im unteren Anteil des Brustbeines, allerdings *oberhalb* des elastischen Anteiles.

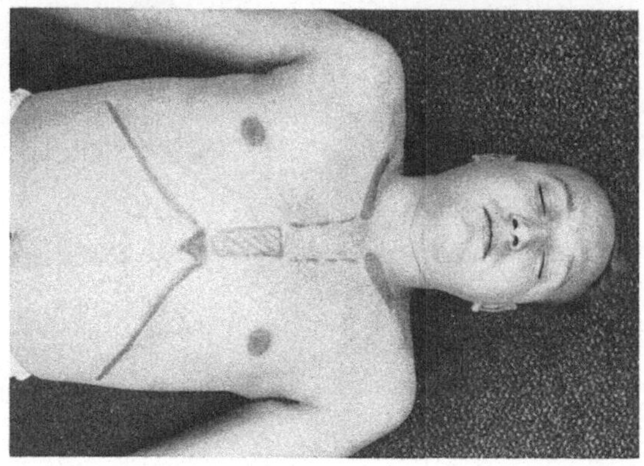

Abb. 40

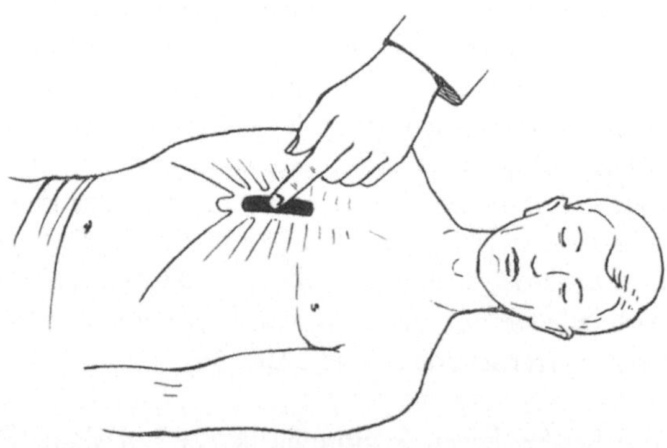

Abb. 41

*Lokalisiere den Druckpunkt. Taste das elastische Ende des Brustbeines. Der Druckpunkt liegt etwas höher, in der unteren Hälfte des Brustbeines (Abb. 41).*

Die Handballen werden in der in Abb. 42 dargestellten Form aufgesetzt und das Brustbein komprimiert.

Bei der Durchführung der Massage liegt nur der Ballen der unteren Hand auf dem beschriebenen Druckpunkt. Wichtig ist, daß der Ballen genau über dem Brustbein und übereinstimmend mit dessen Verlauf liegt, also nicht quer oder schräg aufgesetzt wird, da bei der Ausübung

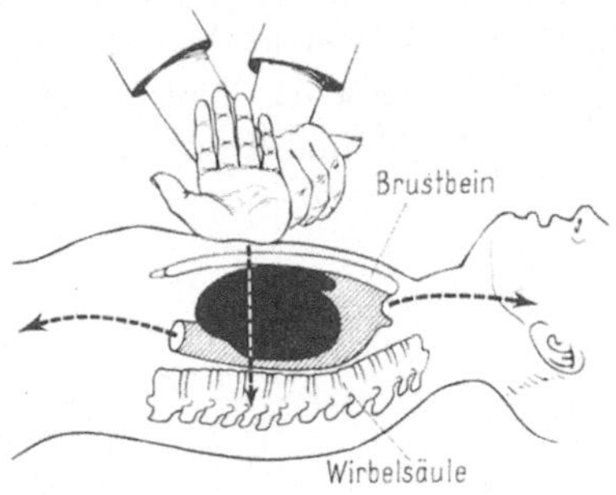


Abb. 42

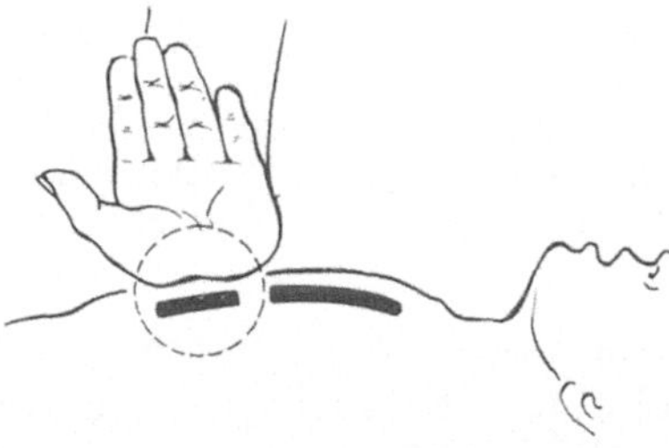

Abb. 43. *Nur der Ballen der unteren Hand liegt auf dem Druckpunkt. Setze die zweite Hand über dem Druckpunkt der ersten auf. Die Finger dürfen den Brustkorb nicht berühren*

des erforderlichen starken Druckes nur *das Brustbein selbst*, nicht aber die angrenzenden Rippen komprimiert werden dürfen. Wenn diese Technik streng eingehalten wird, läßt sich die Gefahr von Rippenbrüchen weitgehend vermeiden. Die zweite Hand wird über dem Druckpunkt der ersten aufgesetzt, die Finger dürfen den Brustkorb nicht berühren.

Der ausgeübte Druck muß beim Erwachsenen so kräftig sein, daß das Brustbein um etwa 4 bis 5 cm in Richtung auf die Wirbelsäule, und zwar 70- bis 90mal/Min. komprimiert wird. Ein Erfolg ist nur dann zu erwarten, wenn der Patient auf einer *harten,* also nicht federnden Unterlage liegt, die Massage bei gestreckten Ellenbogen durchgeführt wird und der Druck senkrecht von oben unter Einsatz des eigenen Körpergewichtes erfolgt.

Bei Einhaltung der beschriebenen Technik und der Frequenz von 70 bis 90/Min. ist ein Blutdruck von 80 bis 120 mm Hg, ein Minutenvolumen von etwa 30 bis 40% der Norm und damit ein für das Überleben noch ausreichender Minimalkreislauf zu schaffen.

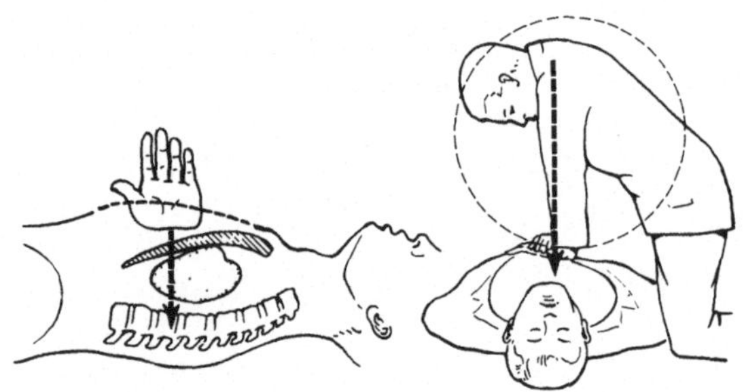

Abb. 44. *Komprimiere das Brustbein um ca. 4 cm in Richtung auf die Wirbelsäule 70—90mal/Min. Lege den Verletzten auf eine harte Unterlage, strecke die Ellenbogen, setze zur Massage dein Körpergewicht ein*

Bei Kindern reicht wegen des elastischen Brustkorbes der Druck mit *einem* Handballen aus, bei Säuglingen sogar der Druck mit zwei Fingern. Bei Kleinkindern und Säuglingen liegt wegen der unterschiedlichen anatomischen Verhältnisse der *Druckpunkt höher,* und zwar etwa im *mittleren* Bereich des Brustbeines.

Da Atmung und Kreislauf hintereinander geschaltete Transportsysteme für die Versorgung mit Sauerstoff und die Elimination von Kohlensäure darstellen, genügt es selbstverständlich nicht, nur die Herzmassage durchzuführen. Das dabei geförderte Blut wäre ja nicht in ausreichender Weise mit Sauerstoff beladen. *Die Kompression des Thorax allein ergibt keine ausreichende alveoläre Ventilation!*

Ist ein Kreislaufstillstand auf Grund der genannten Symptomatik diagnostiziert, so richtet sich das weitere Vorgehen danach, ob die notwendigen Wiederbelebungsmaßnahmen allein durchgeführt werden müssen oder ein zweiter Helfer zur Verfügung steht.

Die Wiederbelebung ist zunächst *ohne* zusätzliche Hilfe erforderlich:

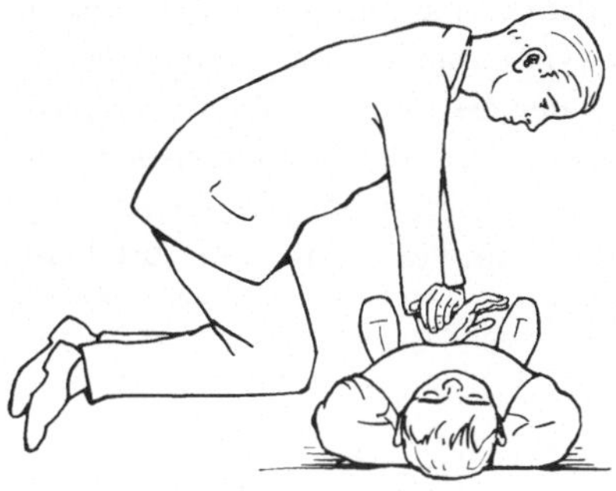

Abb. 45

1. *der Patient wird 5mal schnell hintereinander beatmet,*
2. *es schließt sich daran sofort 15mal die äußere Herzmassage an,*
3. *die Atemspende wird jetzt 3mal durchgeführt und*
4. *die äußere Herzmassage wird sofort wieder mit 15 Kompressionen fortgesetzt.*

Die unter 3. und 4. angeführten Maßnahmen sind ohne Unterbrechung zu wiederholen.

Kommt ein Laienhelfer hinzu, dem man zumindest die Beatmung mit Hilfe der Atemspende oder einfacher Beatmungsgeräte überlassen kann bzw. ist von vornherein die Wiederbelebung von Atmung und Kreislauf zu *zweien* möglich, so hat sich folgende Technik bewährt:

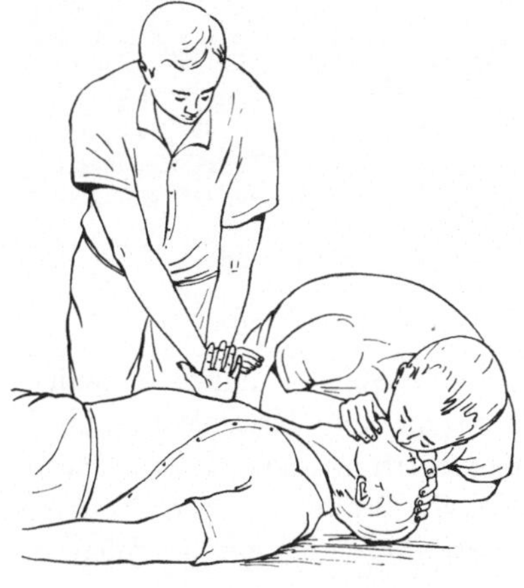

Abb. 46

1. *nach einer 5maligen Beatmung des ersten beginnt*
2. *der zweite mit der Herzmassage und führt sie kontinuierlich mit einer Frequenz von 70 bis 90/Min. durch,*
3. *der erste beatmet nach jeder 5. Herzmassage einmal.*

Selbstverständlich müssen bei diesem Vorgehen Beatmung und äußere Herzmassage so aufeinander abgestimmt werden, daß die nach jeder 5. Massage erfolgende Beatmung nicht gleichzeitig mit dem Massagedruck, sondern in der Entlastungsphase durchgeführt wird. Es dürfen durch die Beatmung keine unnötigen Pausen entstehen, da der durch die Kompressionen erzielte Blutdruck während solcher Pausen immer wieder abfallen würde und damit eine ausreichende Perfusion der lebenswichtigsten Gebiete nicht sicherzustellen wäre. Nur die gut aufeinander abgestimme Anwendung der Beatmung und Herzmassage kann den gewünschten Erfolg bringen. Wird die Wiederbelebung zu zweien durchgeführt und sind beide in ausreichender Weise mit den Methoden vertraut, so kann man sich ohne wesentliche Unterbrechung

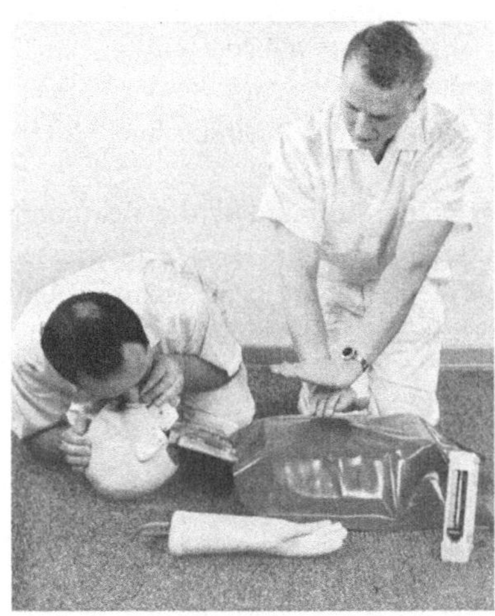 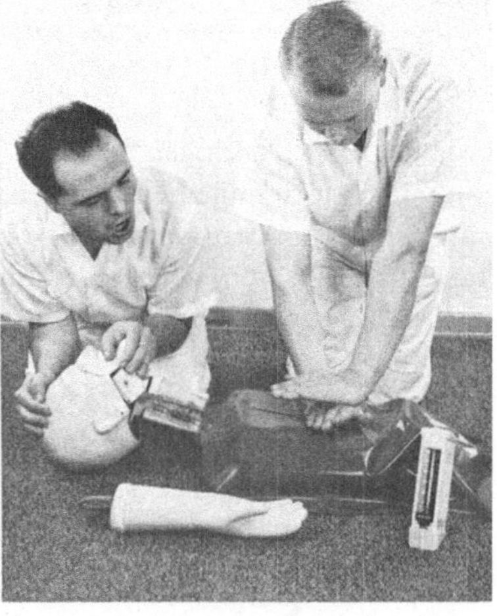

Abb. 47                                  Abb. 48

der Wiederbelebungsmaßnahmen gegenseitig ablösen, indem derjenige, der bis dahin beatmete, die Durchführung der Herzmassage übernimmt und der zweite die Beatmung fortführt. Die äußere Herzmassage ist wesentlich anstrengender als die Beatmung. Jedes Nachlassen in der Frequenz oder in der Druckstärke verhindert die mögliche Wiederbelebung.

Nur durch wiederholte Übungen am Phantom läßt sich der Ausbildungsstand erreichen, der für die Durchführung einer Herzwiederbelebung notwendig ist. In der auf Abb. 47 dargestellten Phase leitet der erste Helfer die Wiederbelebung durch die Beatmung ein, der zweite hat bereits den erforderlichen Druckpunkt am Brustbein aufgesucht und wird nach Beendigung der Beatmung mit der Herzmassage beginnen.

Der zweite Helfer führt kontinuierlich 70- bis 90mal/Min. die Herzmassage durch. Der erste für die Beatmung verantwortliche Helfer sorgt dafür, daß auch während der Herzmassage die Atemwege frei bleiben, beobachtet die Durchführung der Kompressionen und beatmet nach jeder 5. Massage einmal (Abb. 48).

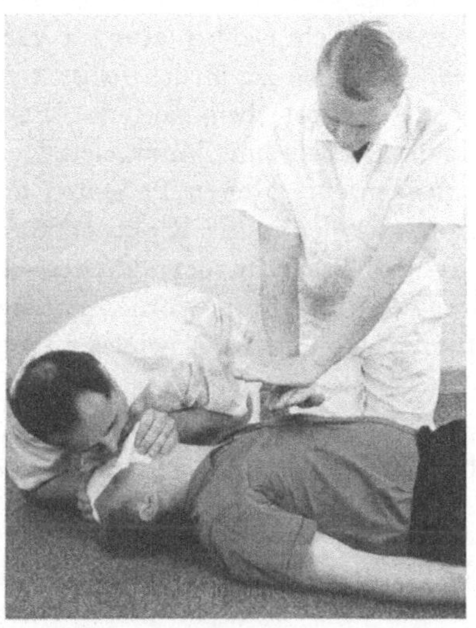

Abb. 49

Am Lebenden dürfen weder die Herzmassage noch die Beatmung geübt werden, sondern lediglich das Aufsetzen der Hände am richtigen Druckpunkt und das Abwechseln zwischen Beatmung und Herzmassage. Die Kompressionen und die Beatmung selbst werden nur angedeutet. Zu achten ist bei diesen Übungen ganz besonders auf die richtige Stellung des Kopfes, die Handhaltung, das Aufsetzen der übereinandergelegten Hände und auf die richtige Position, die für die Durchführung der Beatmung und Herzmassage notwendig ist. Der

Wichtigkeit wegen sei nochmals wiederholt, daß die Arme im Ellenbogengelenk gestreckt sein müssen und der Druck unbedingt senkrecht von oben einwirken soll. Nur bei Beachtung dieser Voraussetzungen können Nebenverletzungen vermieden werden. Nur dann wird der Helfer, da er sein eigenes Körpergewicht einsetzen kann, nicht zu schnell ermüden und auch die notwendige Druckstärke erreichen.

Der palpable Carotispuls, das Kleinerwerden der Pupillen und die Normalisierung zumindest der Gesichtsfarbe verdeutlichen den ausreichenden Beatmungs- und Massageeffekt.

Die externe Herzmassage ist bei *jedem* Kreislaufstillstand, unabhängig von den eingangs erwähnten Typen indiziert. Auch bei Kammerflimmern konnte das Überleben für einen Zeitraum von über zwei Stunden gesichert werden, bis ein Defibrillator zur Verfügung stand.

Ursache für *Komplikationen* ist in den meisten Fällen eine fehlerhafte Technik. Rippen- und Brustbeinfrakturen, Pneumothorax, Contusion des Mediastinums, Leber- und Milzverletzungen sind in diesem Zusammenhang zu nennen. Bei älteren Patienten mit bereits starrem Brustkorb kann es relativ leicht zu Rippenfrakturen kommen. Sie entstehen, falls die Herzmassage an der richtigen Stelle und mit der richtigen Handhaltung durchgeführt wurde, in den meisten Fällen sternumnahe und führen dann im allgemeinen zu keinen wesentlichen Komplikationen.

### d) Zusätzliche Maßnahmen und medikamentöse Therapie

Ob der Arzt am Orte des Geschehens oder während des Transportes zusätzliche Maßnahmen wie z. B. eine Intubation und Beatmung mit reinem Sauerstoff sowie eine medikamentöse Therapie durchführen kann, wird von den äußeren Umständen, seinen speziellen Kenntnissen und seiner Ausrüstung abhängig sein. Selbstverständlich wird sich das Einführen eines Endotrachealkatheters und die Beatmung mit reinem Sauerstoff unter gleichzeitiger Fortführung der externen Herzmassage günstig auswirken. Auch hier gilt aber der eingangs erwähnte Grundsatz, daß man diese Methoden wegen der heute noch fehlenden Ausbildung keinesfalls generell verlangen kann. Unabhängig davon sollen hier dennoch einige der wichtigsten zusätzlichen Maßnahmen und der medikamentösen Therapie besprochen werden.

Neben der Intubation und Beatmung kann es von entscheidender Wichtigkeit sein, möglichst schnell einen sicheren *Zugang zum Gefäß-*

*system* zu schaffen. Dies ist durch die Punktion der Vena anonyma oder subclavia, evtl. aber auch durch eine Venae sectio möglich. Der Zugang zum Gefäßsystem und die sofortige Durchführung einer Volumensubstitution ist besonders dann vordringlich, wenn ein Volumenmangel als auslösender oder mitwirkender Faktor bei dem eingetretenen Kreislaufstillstand eine Rolle spielt. Auch eine exakt durchgeführte Herzmassage bleibt bei fehlendem oder zu geringem venösem Rückstrom ohne Erfolg. Allein aus diesem Grunde sollte *gleichzeitig mit dem Beginn der äußeren Herzmassage der venöse Rückstrom durch Anheben beider Beine* (Taschenmesserposition) verbessert werden. Für eine evtl. notwendige Infusionstherapie gelten die gleichen Grundsätze, wie sie im folgenden Kapitel über den Schock noch zu besprechen sind.

*Medikamente* kommen während einer Herzwiederbelebung mit folgender Zielsetzung zur Anwendung:

1. Erhöhung des durch die Herzmassage erreichten Blutdruckes,

2. Stimulation des Myokards zur Wiederherstellung der Spontanaktivität,

3. Beseitigung oder zumindest Kontrolle der metabolischen Azidose,

4. Ausschaltung zusätzlicher myokardialer Erregungsfoci,

5. Verbesserung der kapillären Durchblutung nach Einsetzen spontaner Herztätigkeit.

Handelt es sich um einen Kreislaufstillstand, der außerhalb einer Klinik eintritt, so wird sich die medikamentöse Therapie auf die unter 1., 2. und 5. angeführten Gründe beschränken müssen.

Eine *intravenöse* Zufuhr von Medikamenten ist nur dann sinnvoll, wenn die Herzmassage einen deutlichen Effekt erkennen läßt. Sie ist dann allerdings trotz eines gewissen Zeitverlustes vorzuziehen, um die bei intrakardialen Injektionen immer wieder beobachteten Schäden, insbesondere an den Coronararterien, zu vermeiden. In allen anderen Fällen bleibt natürlich nur der intrakardiale Zugang. Alle stark wirksamen Stoffe sollten dabei grundsätzlich nur in 0,9%igem Kochsalz verdünnt zur Anwendung kommen. Eine 12 cm lange Kanüle wird am linken Sternumrand im 4. ICR in Richtung auf die Wirbelsäule eingestochen und langsam unter ständigem Sog vorgeschoben, bis man Blut aspiriert.

Außerhalb der Klinik kommen für die Stimulierung des Myokards Adrenalin, Alupent und Kalzium in Frage. Sowohl mit Adrenalin als auch mit Alupent sind erfolgreiche Herzwiederbelebungen durchgeführt worden. Im allgemeinen wird man heute *außerhalb* der Klinik dem Alupent in einer Dosierung von 0,25 bis 0,5 mg intrakardial verabreicht den Vorzug geben, da Adrenalin (0,5 mg bei Erwachsenen und 0,1 bis 0,3 mg bei Kindern pro dosi) eher zum Kammerflimmern führen kann.

Die Kontraktilität des Herzmuskels läßt sich ferner durch Kalzium (0,5 bis 1 g pro dosi, etwa alle 10 Min. verabreicht) verbessern.

Ausführliche Angaben über die medikamentöse Therapie und die zusätzlichen bei einem Kreislaufstillstand notwendigen Maßnahmen finden sich bei KÖRNER, Heidelberger Taschenbücher, Bd. 24.

Jeder, der vor der Aufgabe steht, eine Wiederbelebung durchzuführen, sollte stets daran denken, daß er

die Funktion der Lunge und des Herzens übernehmen,

den biologischen Tod verhindern

und damit das Überleben sichern kann.

Voraussetzung für eine erfolgreiche Wiederbelebung ist das Beherrschen der Methoden und die schnelle und überlegte Anwendung.


## III. Störungen der Kreislauffunktion


### a) Definition und Ursachen des Schocks

Bei jedem Schock, gleich welcher Genese, ist die *Relation zwischen Herzzeitvolumen und peripherem Bedarf* gestört. Das für den Gesamtorganismus oder auch Teilgebiete des Kreislaufes zur Verfügung stehende Stromzeitvolumen reicht infolge der hämodyamischen Umstellung nicht mehr aus, um die erforderliche Sauerstoffversorgung der Gewebe sicherzustellen. Der Schock ist also nicht nur, wie man bei isolierter Betrachtung der Vasomotorik immer wieder annahm, ein Problem des Blutdruckes; er wird letztlich immer und unabhängig von den auslösenden Ursachen ein Problem der reduzierten kapillären Durchblutung. Lediglich Dauer und Intensität der verschiedenen ursächlichen Faktoren bestimmen die Auswirkungen des reduzierten kapillären Durchflusses, den Zeitpunkt der Dekompensation und schließlich des akuten Kreislaufversagens.

Drei vorherrschende Wirkungsmechanismen lassen sich bei den verschiedenen Schockformen voneinander abgrenzen.

Tabelle 3. *Pathogenetische Mechanismen beim Schock*

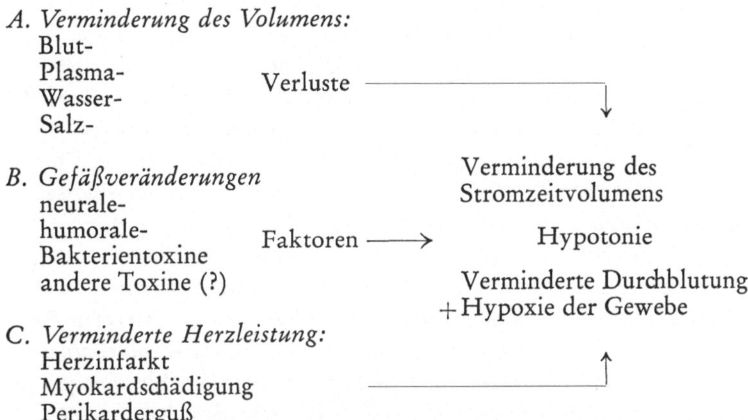


Alle können, wenn auch auf verschiedenen Wegen, in Abhängigkeit von Dauer und Intensität zu einer Störung der Relation zwischen Herzzeitvolumen und peripherem Bedarf führen. Immer resultiert letztlich eine Minderung der kapillären Durchblutung und eine Hypoxie der Gewebe. Den in der ersten Phase festzustellenden hämodynamischen Veränderungen folgen als Ausdruck unzureichender Perfusion metabolische Störungen. Von einem bestimmten Zeitpunkt ab verstärken sich beide gegenseitig. Die im Rahmen einer Wiederherstellung normaler Kreislaufbedingungen erforderlichen Maßnahmen sind um so geringer, je schneller es gelingt, die sich anbahnenden Dysregulationen zu erkennen und zu beseitigen.

Im folgenden sollen, da die Darstellung der lebensrettenden Sofortmaßnahmen im Vordergrund steht, vorwiegend die nach Traumen auftretenden Schockformen abgehandelt werden. Die im vorausgegangenen besprochenen Maßnahmen — die Beatmung und Herzmassage — ersetzen die Funktion der Atmung und des Herzens, also die Funktion des Lieferanten und Transporteurs für Sauerstoff. Voraussetzung für einen störungsfreien Ablauf der Gesamtfunktion ist jedoch auch das Vorhandensein eines den Erfordernissen angepaßten Transportraumes, also einer ausreichenden Blutmenge. Nur dann ist sichergestellt, daß der mit der Atmung gelieferte Sauerstoff zur Zelle transportiert wird. Nur wenn es gelingt, die Voraussetzungen für den Ablauf *aller* dieser Funktionen *gleichzeitig* zu schaffen, sind die im Rahmen der Wiederbelebung gestellten Aufgaben zu erfüllen. Die bei einem Erwachsenen zirkulierende Blutmenge beträgt ca. 5 bis 6 Liter. Blut- oder Flüssigkeitsverluste können auf Grund zahlreicher, sehr unterschiedlicher Verletzungen eintreten. Die außen sichtbare, aus einer durch Gewalteinwirkung entstandene Wunde ist dabei nur eine Möglichkeit. In gleicher Weise kann eine innere Verletzung zu von außen nicht wahrnehmbaren größeren Blutverlusten in den Körperhöhlen (z. B. Thorax und Abdomen) führen oder aber es geht z. B. bei einem geschlossenen Oberschenkelbruch eine Blutmenge von 1 bis 1,8 Liter verloren. Als einziges Anzeichen des aus der Blutbahn infolge Gefäßverletzungen ausgetretenen Blutes läßt sich dann eine deutliche *Schwellung* wahrnehmen, die man insbesondere im Vergleich zur nicht verletzten Seite erkennen kann. *Diese Schwellung bedeutet extravasales Blutvolumen, das an der Zirkulation nicht mehr teilnimmt.* Nur die Blutmenge, die sich in den Gefäßen befindet und zirkuliert, steht dem lebenswichtigen beschriebenen Transportsystem zur Verfügung. Der menschliche Organismus kann einen Blutverlust bis zu etwa 750 ml durch körpereigene Maßnahmen ausgleichen, ohne daß Dysregulationen sichtbar werden. Diese Menge geht durchschnittlich bei einem geschlossenen Unterschenkelbruch verloren. Ist der Verlust an Blut oder Blutflüssigkeit größer — beträgt er also 1 bis 2 Liter und mehr — so droht die Gefahr der Entstehung eines Schocks. Der Organismus versucht, durch körpereigene Maßnahmen das Mißverhätlnis zwischen dem Fassungsvermögen der Gefäße und der noch vorhandenen Blutmenge soweit zu kompensieren, daß zumindest für einen beschränkten Zeitraum die lebenswichtigsten Organe noch soviel Blut und damit Sauerstoff erhalten, wie sie zum Überleben unbedingt benötigen. Dieses Ziel ist nur durch eine *Umstellung in der Verteilung* des Blutes zu erreichen. In allen nicht lebenswichtigen Gebieten, so z. B. der Haut, werden die Blutgefäße kontrahiert. Es entwickelt sich der Zustand der *Kreislaufzentralisation*. Die Engstellung der Gefäße bewirkt eine starke Verminderung evtl. sogar eine völlige Aufhebung der Durchblutung in den betroffenen Teilgebieten. Die Zentralisation stellt also zunächst fraglos einen lebenserhaltenden Vorgang dar. Von einem bestimmten Zeitpunkt an, der durch die übliche Diagnostik häufig nicht genau zu bestimmen ist, entsteht jedoch auch eine Minderdurchblutung einiger für das Überleben wichtiger Organe, wie z. B. der Niere und der Leber. Die sich im Ablauf eines Schocks bei anhaltenden Verlusten weiter verstärkende Vasokonstriktion muß daher so schnell wie möglich beseitigt werden. Nur dann läßt sich das den Erfordernissen angepaßte und für den Zellstoffwechsel benötigte Stromzeitvolumen wieder herstellen.

### b) Symptomatik des Schocks

Als Folge der beschriebenen Umstellung entsteht die von außen wahrnehmbare *Symptomatik* des Schocks. Die stark verminderte oder gar aufgehobene Hautdurchblutung führt zu einer deutlichen *Blässe* der *Haut* und der Schleimhäute. Als Folge der unzureichenden Perfusion kommt es gleichzeitig zur Änderung der Hauttemperatur, insbesondere die *Gliedmaßen* fühlen sich *kalt* an. Die im Rahmen der Notfallreaktion vorherrschende Aktivität des Sympathicus bewirkt nicht nur die Vasokonstriktion sondern in gleicher Weise eine *Tachykardie*. Die noch zirkulierende Restblutmenge wird schneller gefördert, um auch hierdurch einen gewissen Ausgleich zu erreichen. In der ersten Schockphase liegt der Blutdruck in den meisten Fällen noch im Normbereich, auf jeden Fall über 100 mm Hg, die Pulsfrequenz steigt allerdings von 70 bis 80/Min. auf ca. 100/Min. an. Der Übergang in die *zweite Phase* des Schocks ist durch einen weiteren *Anstieg der Pulsfrequenz* auf Werte über 100/Min., eine schlechte Füllung des peripheren Pulses, eine schlechte Zirkulation im Kapillargebiet des Nagelbettes, einen *Blutdruckabfall* unter 100 mm Hg, eine schnelle Atmung und häufig eine motorische Unruhe des Patienten gekennzeichnet.

Die isolierte Betrachtung des Blutdruckes kann zu schweren therapeutischen Fehlschlüssen führen. Es gibt genügend Beweise dafür, daß bei einem im Normbereich liegenden Butdruck die kapilläre Durchblutung bereits unzureichend sein kann. Die Normalisierung des Blutdruckes sollte daher nie mit der Beseitigung eines Schockzustandes gleichgesetzt werden.

Auf Grund der neueren Erkenntnisse über den Ablauf des Schocks haben sich für die Diagnostik insbesondere die Symptome bewährt, die Auskunft über die periphere Zirkulation geben, da sie das Ausmaß der Zentralisation und damit einer gefährlichen Situation kennzeichnen.

In der Tabelle sind die wichtigsten diagnostischen Anzeichen aufgeführt, die stets nur gemeinsam betrachtet werden dürfen. Die unter Ziffer 5 und 6 genannten Kennzeichen haben selbstverständlich erst im weiteren Ablauf der Behandlung Bedeutung.

Tabelle 4. Schockdiagnose

| | |
|---|---|
| 1. Blutdruck und Puls | |
| 2. Hauttemperatur und -farbe | Hinweise auf |
| 3. Füllungszustand der Venen | eine |
| 4. Zirkulationsverhalten und Farbe des Nagelbettes | Zentralisation |
| 5. Stündliche Urinausscheidung | |
| 6. Zeitlicher Ablauf | |

In kurzen Zeitabständen alle Symptome kontrollieren und registrieren!

*Als Faustregel darf gelten: Puls über 100/Min., Blutdruck unter 100 mm Hg und eine deutlich verminderte periphere Zirkulation mit Blässe und Kälte der Akren müssen als sichere Anzeichen eines durch Blutverlust bedingten Schocks gewertet werden.*

In diesem Zusammenhang muß eine andere Schockform erwähnt werden, die sich jedoch in der Reaktion und den Ursachen wesentlich von der bisher beschriebenen unterscheidet. Bei einem durch *Schmerzen, Schreck* oder *Angst* ausgelösten Schock entsteht eine über das vegetative Nervensystem, und zwar den *Vagus,* ausgelöste Dysregulation. Die vagalen Einflüsse bewirken eine Weiterstellung der Blutgefäße und eine Verlangsamung der Herzfrequenz. Obwohl bei dieser Schockform kein Blut verloren geht, entsteht wiederum ein Mißverhältnis zwischen Herzzeitvolumen und peripherem Bedarf, da infolge der deutlich vergrößerten Gefäßkapazität eine *Verteilungsstörung* des zirkulierenden Blutes zu beobachten ist. Nicht selten begegnen wir dieser *vasovagalen Traumareaktion sofort* nach einem Unfall. Erst im späteren Verlauf wird sie dann, falls gleichzeitig ein Blutverlust vorliegt, durch die zuerst beschriebene, auf einem Volumendefizit beruhende Schockform abgelöst. Die vasovagale Traumareaktion ist, falls man sich die hier beschriebenen Unterschiede nicht klar macht, geeignet, sowohl in der Diagnostik als auch in der Therapie Verwirrung zu stiften. Eine vagale Kreislaufdysregulation läßt sich durch Beseitigung der genannten Ursachen und zusätzliche Flachlagerung meist in wenigen Minuten beherrschen, ohne daß zusätzliche therapeutische Maßnahmen erforderlich werden.

*Ein Verletzter, bei dem Anzeichen eines Schocks vorhanden sind, bedarf der dauernden Kontrolle und Überwachung. Der Schock stellt ein Geschehen dar, das sich dauernd verändert, eine einmalige Beurteilung reicht daher nicht aus.*

## c) Therapie des Schocks

### α) Sofortmaßnahmen

Im folgenden sollen zunächst die *Sofortmaßnahmen* besprochen werden, die bei einem durch Blutverluste oder eine vagale Reaktion eingetretenen Schock durchzuführen sind.

### Blutstillung

Bei einer bedrohlichen, von außen sichtbaren Blutung muß selbstverständlich an *erster* Stelle die exakte Blutstillung stehen, um weitere Verluste der zirkulierenden Blutmenge zu vermeiden. In Abhängigkeit von der Lokalisation der Wunde und der Art der Blutung kommen das Anlegen eines *Druckverbandes*, das *Abdrücken* oder das *Abbinden* in Frage. Arterielle Blutungen, die ein Abdrücken oder Abbinden erfordern, sind relativ selten! Die meisten Blutungen lassen sich in ausreichender Weise mit einem Druckverband stillen. Eine Abbindung, die große Gefahren in sich birgt, sollte nur dann verwandt werden, wenn mit Sicherheit eine arterielle Blutung aus einem größeren Gefäß nachzuweisen ist und diese trotz eines exakt angelegten Druckverbandes nicht steht.

Bei einem *Druckverband*, der an Armen oder Beinen angelegt wird, ist die Extremität zunächst hochzulagern, um bereits dadurch die Blutung zu vermindern. Anschließend wird das Mullkissen des Verbandpäckchens auf die Wunde gelegt und mit einer Bindentour provisorisch fixiert. Durch zusätzliches elastisches Material, z. B. ein Taschentuch, eine Binde oder ein zweites Verbandpäckchen, das über dem Mullkissen aufgelegt wird, schafft man die Voraussetzungen für einen wirkungsvollen Druckverband, indem man anschließend durch vermehrten Zug die Binde des Verbandpäckchens fest anwickelt und dadurch eine genügende Kompression ausübt (Abb. 50).

Für *Abbindungen* am Oberarm oder Oberschenkel läßt sich am besten ein Dreiecktuch, das jeder Arzt stets mit sich führen sollte, verwenden. Das Dreiecktuch wird krawattenförmig zusammengerollt, locker um den Oberschenkel gelegt und an den Enden zweifach ver-

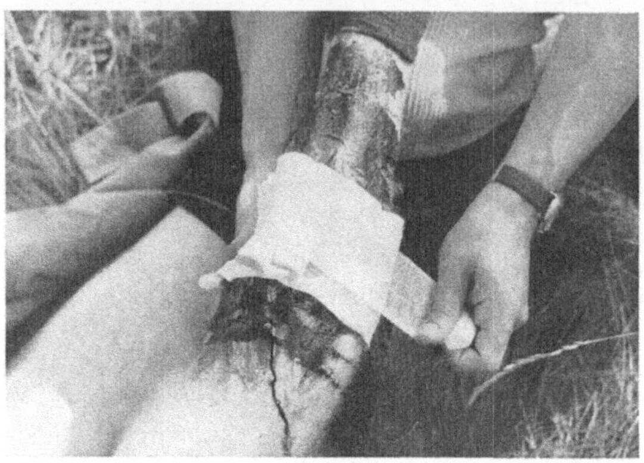

Abb. 50

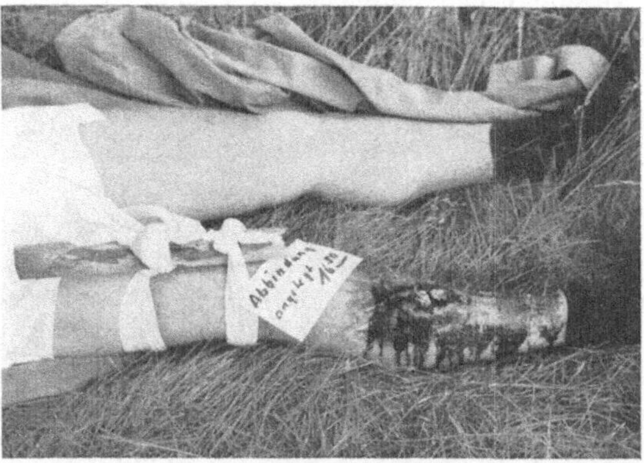

Abb. 51

knotet. Ein zwischen Bein und Tuch eingeschobener Stab kann nunmehr als Knebel verwandt werden. Durch Drehung des Stabes entsteht die Abbindung. Sie liegt richtig, wenn die Blutung vollständig steht. Mit Hilfe eines zweiten Tuches läßt sich der Stab in der Endstellung festlegen, um damit die erreichte Abbindung zu sichern. Da eine Abbindung nicht länger als 1 bis 1¹/₂ Stunden belassen werden darf, um bleibende Schäden an den abgebundenen Extremitäten zu vermeiden, muß der genaue Zeitpunkt der Abbindung angegeben werden. Die Anwendung von Draht und ähnlichen schmalen, einschneidenden Hilfsmitteln ist verboten, da hierdurch irreparable Nebenverletzungen am Gewebe, insbesondere Nerven entstehen (Abb. 51).

### Lagerung eines Schockpatienten

Der Schockpatient muß sofort *flach gelagert* werden, um eine ausreichende Hirndurchblutung sicherzustellen. Falls eine Krankentrage zur Verfügung steht, aber auch unter Einsatz anderer Hilfsmittel, ist die *Schocklage* durchzuführen (Kopf tief — Beine hoch).

Die Schräglage z. B. auf einer Trage sollte jedoch ca. 10° nicht überschreiten, da bei einer steileren Lagerung die Gefahr besteht, daß das Gewicht der im Bauchraum befindlichen Organe gegen das Zwerchfell drückt und die Atemtätigkeit einschränkt. Außerdem entsteht der Nachteil, daß sich das Blut in den oberen Körperabschnitten staut und somit der Rückfluß zum Herzen vermindert wird.

Die Wirkung der Schocklage läßt sich durch das *Anheben der Beine* (Taschenmesserposition) verbessern. Steht bei der Erstversorgung nicht genügend Hilfspersonal zur Verfügung, so kann der gleiche Effekt erzielt werden, indem man z. B. an den Beinen elastische Binden anlegt, um dadurch die Notfallreaktion des Körpers (Verkleinerung des Kreislaufes — Bereitstellung der noch vorhandenen Blutmengen im Zentrum) zu unterstützen. Auch andere Hilfsmittel, wie ein umgekehrter Autositz oder die Schräglage an einer Böschung können im Notfall den gleichen Effekt bewirken.

Die beschriebenen Sofortmaßnahmen führen bei der vasovagalen Traumareaktion in den meisten Fällen schon nach einigen Minuten zur Normalisierung des Kreislaufes, wenn gleichzeitig die auslösenden Ursachen, also Schmerzen und Angst, beseitigt werden. Bei einem durch Blutverlust bedingten Schock hat dagegen der Laienhelfer nur die Möglichkeit, die akute Lebensbedrohung durch Verhinderung einer weiteren Verschlimmerung abzuwenden. Eine Normalisierung läßt sich ohne zusätzliche medikamentöse Therapie nicht herbeiführen. Schwierig wird die Situation insbesondere dann, wenn es sich um nicht beeinflußbare innere Blutungen handelt und auch dem Arzt keine Infusionslösungen zur Verfügung stehen.

Auf jeden Fall müßten die Laienhelfer in ausreichender Weise unterrichtet sein, um einen drohenden oder bereits ausgeprägten Schock erkennen zu können. Aus ärztlicher Sicht wäre für den Abtransport eines Schockverletzten folgende Regel aufzustellen: Ist ein Schock nachweisbar, das nächste Krankenhaus in ca. 10 Min. zu erreichen und besteht keine Möglichkeit, in wenigen Minuten einen Arzt an den Unfallort zu rufen, so sollte der Laienhelfer die beschriebenen Sofortmaßnahmen durchführen und keine weitere ärztliche Hilfe abwarten.

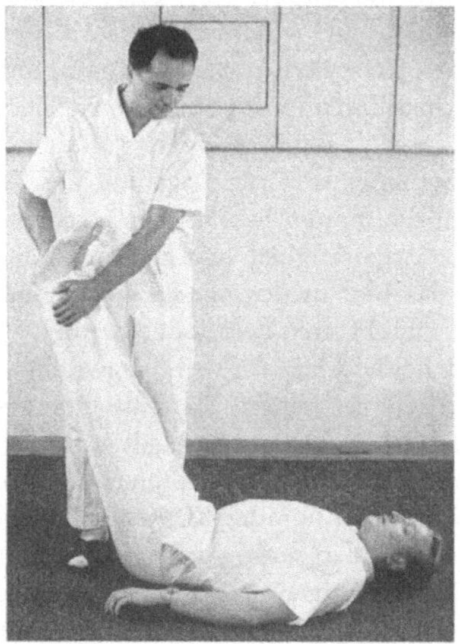

Abb. 52. Taschenmesserposition

Ein schneller, aber *schonender* Transport in das nächste Krankenhaus schafft in diesen Fällen bessere Voraussetzungen für die Therapie eines Schocks, da in der Klinik sofort alle Möglichkeiten für eine ausreichende Behandlung zur Verfügung stehen. Diese Empfehlung gilt selbstverständlich auch für den Arzt, falls er keine Infusionslösungen mit sich führt. Ist dagegen mit einem längeren Transportweg zu rechnen, wie das außerhalb von Städten, besonders in ländlichen Bezirken die Regel sein dürfte, dann sollte auf jeden Fall alles versucht werden, um bereits am Unfallort mit der Infusionstherapie zu beginnen. Die verlängerte Zeitspanne zwischen Unfallereignis und klinischer Versorgung sowie das zusätzliche Transporttrauma könnten unter diesen Umständen bereits zu irreversiblen Schäden führen.

Für die Erstversorgung gilt ein weiterer wichtiger Grundsatz: Der Verletzte im Schock muß vor jedem weiteren *Wärmeverlust* bewahrt werden. Kältezittern, das ja zwangsläufig mit einem vermehrten Sauerstoffverbrauch einhergeht, ist zu vermeiden. In Abhängigkeit von dem Allgemeinzustand, aber ganz besonders von der Außentemperatur, wird man den Patienten so zudecken, daß er nicht friert, daß andererseits aber auch eine Überwärmung vermieden wird, die dann wieder die körpereigene Notfallreaktion durchbrechen könnte.

## β) Volumensubstitution

Ist aus irgendeinem Grunde ein Volumendefizit eingetreten, so kann selbstverständlich nur die adäquate *Volumensubstitution* den erforderlichen Ausgleich bringen, da ja die eingangs beschriebenen hämodynamischen Veränderungen ausschließlich oder zumindest vorwiegend durch das eintretende Volumendefizit bedingt sind. Für Notsituationen außerhalb und innerhalb der Klinik hat sich die Verwendung der *kolloidalen Volumenersatzmittel* (Plasmaexpander) bewährt. Im Rahmen der Erstversorgung werden weder Blut noch Blutderivate wie Plasma und Albumin benötigt. Das Überleben des Organismus ist durch kolloidale Volumenersatzmittel, die natürlich nur eine Teilfunktion des Vollblutes, vorwiegend die onkotische Wirkung der Albumine, übernehmen, zu sichern. Stehen kolloidale Lösungen nicht zur Verfügung, so läßt sich eine kurze Zeitspanne auch durch den Einsatz von Elektrolytlösungen überbrücken. Die beste Wirkung wird heute der Ringer-Lactat-Lösung zugesprochen. Die kristalloiden Infusionen haben jedoch eine deutlich geringere Volumenwirkung und Verweildauer. Aus diesem Grunde muß die drei- bis vierfache Menge des tatsächlichen Verlustes substituiert werden, um die gleiche Kreislaufwirkung wie mit Plasmaexpandern zu erzielen. Auch die im Handel befindlichen kolloidalen Volumenersatzmittel unterscheiden sich in ihrer Wirksamkeit deutlich. Eine dem Blut identische Volumenwirkung haben die auf Dextranbasis hergestellten Präparate, während die Gelatinezubereitungen einen im Vergleich zum Blut etwa 60%igen Volumeneffekt besitzen. Diese Unterschiede müssen beim Ausgleich der Hypovolämie beachtet werden. Unabhängig davon bestimmt die anamnestische Charakteristik des Schocks die Flüssigkeitsauswahl. Nicht in jedem Falle sind kolloidale Substanzen indiziert. Auch die Zufuhr von Natrium und Wasser kann bei entsprechenden Verlusten (z. B. Ileus) zur Normalisierung des Volumens führen. Bei Unfallverletzten, deren Erstversorgung in dieser Darstellung im Vordergrund steht, ist aber praktisch immer die Infusion von Plasmaexpandern indiziert.

Fällt nach Blut- oder Plasmaverlusten der systolische Blutdruck unter 100 mm Hg ab und steigt die Pulsfrequenz gleichzeitig auf über 100/Min. an, ist die periphere Zirkulation deutlich vermindert, sind die Venen enggestellt und läßt sich eine verminderte Zirkulation sowie eine leichte livide Verfärbung des Nagelbettes beobachten, so besteht mit Sicherheit ein Schock. Dieser Zustand tritt erst dann ein, wenn der Verlust *mehr* als 1000 ml beträgt. Hieraus lassen sich gleichzeitig Rückschlüsse auf die Bemessung der Volumenzufuhr ziehen. Die Zufuhr reicht aus, wenn sich die genannten Kreislaufsymptome wieder normalisieren, insbesondere wenn die Anzeichen der ausreichenden peripheren Durchblutung sowie die Erwärmung der Akren nachweisbar werden.

Ist es möglich, die Blutung zu stillen, so braucht ein Patient mit deutlichen Schocksymptomen aus den genannten Gründen eine Schnellinfusion von *mindestens* 1000 ml eines kolloidalen Volumenersatzmittels. Eine weitere, darüber hinaus gehende Substitution richtet sich nach der beschriebenen Symptomatik. Für die Erstbehandlung genügt es, zunächst einer weiteren Verschlimmerung vorzubeugen und die Kreislaufverhältnisse soweit zu verbessern, daß eine zusätzliche, durch den Transport mögliche Schädigung vermieden wird. Läuft die Infusion anfangs wegen der bereits vorhandenen peripheren Vasokonstriktion zu langsam ein, so läßt sich bei Plastikflaschen mit Hilfe eines um die Flasche gewickelten Blutdruckapparates eine gut zu dosierende, völlig gefahrlose Überdruckinfusion durchführen. Wegen des bei einer Plastikflasche vorhandenen geschlossenen Systems ist mit diesem Vorgehen die Gefahr einer Luftembolie völlig auszuschließen.

Besteht der Verdacht auf eine *innere Blutung,* die ja mit den am Unfallort zur Verfügung stehenden Mitteln nicht zu beeinflussen ist, so wird man sich nach Anlegen einer Infusion sofort zum Transport in die nächste Klinik entschließen müssen und während des Transportes unter fortlaufender Kontrolle nicht die Stabilisierung des Kreislaufes anstreben können, sondern nur versuchen, einer Dekompensation vorzubeugen.

Bei *Verbrennungsverletzten* mit einer Ausdehnung der Schädigung über 15% der Körperoberfläche tritt ebenfalls relativ schnell ein Schock ein. Ist der Patient nicht bewußtlos und bestehen auch keine anderen Anhaltspunkte für intraabdominelle Verletzungen, so kann in diesen speziellen Fällen die Flüssigkeitssubstitution auf *oralem* Wege erfolgen. Hierfür stehen fertige, in Beuteln abgepackte Substanzen (Liquisorb BW — 1 Btl. auf ½ Liter Flüssigkeit) zur Verfügung. Im Notfalle läßt sich eine trinkbare hypotone Elektrolytlösung auch selbst herstellen. 1 Liter Flüssigkeit werden 3 g Kochsalz (etwa 1 gestrichener Teelöffel) zugegeben. Der Patient sollte hiervon im Verlaufe der ersten Stunde nach dem Trauma ca. 700 bis 1000 ml trinken.

Abschließend ist zur Frage der Volumensubstitution nachdrücklich zu betonen, daß bei einem durch Blut- oder Flüssigkeitsverlust entstandenen Schock nur die zeitgerechte und adäquate, also dem aktuellen Bedarf angepaßte Flüssigkeitszufuhr geeignet sein kann, die Grundforderung jeder Schocktherapie, nämlich die Normalisierung des Stromzeitvolumens zu erfüllen. *Es gibt keine andere Möglichkeit einer kausalen Therapie!*


### γ) Zusätzliche Maßnahmen bei Schockpatienten


### Schmerzbekämpfung


Zu den Erstmaßnahmen der von einem Arzt durchgeführten Schocktherapie gehört die *Beseitigung der Schmerzen,* um zusätzliche neurogene Dysregulationen zu vermeiden. Hierfür hat sich die intravenöse Injektion kleiner Dolantin-Dosen (25 mg, höchstens 50 mg langsam i. v.) am besten bewährt. Wegen der Abschaltung peripherer Gefäßgebiete und der damit weitgehend aufgehobenen Resorption sollte die subcutane, aber auch die intramuskuläre Injektion im Schock nicht zur Anwendung kommen. Häufig steht jedoch nicht der Schmerz, sondern eine als Folge des Unfallereignisses eingetretene psychische Alteration im Vordergrund. In diesen Fällen bewähren sich nebenwirkungsarme Phenothiazinderivate (z. B. 8 bis 10 mg Psyquil), die mit niedrigen Dolantin-Dosen kombiniert injiziert werden.

## Corticosteroide

Die Anwendung von Corticosteroiden ist nach den heute vorliegenden Untersuchungsergebnissen in der Erstbehandlung eines Schocks nicht indiziert. Mit diesen Präparaten läßt sich keine *kausale* Schocktherapie durchführen, wenn es sich um eine durch Blutverluste bedingte Kreislaufdysregulation handelt. Die Anwendung dieser Medikamente sollte der Klinik vorbehalten bleiben und auf spezielle Indikationen beschränkt werden. Nur bei einem *anaphylaktischen* Schock, der jedoch hier nicht zu besprechen ist, stellen die Corticosteroide das Mittel der Wahl dar.

## Kreislaufmittel

Aus der Besprechung der Pathophysiologie des Schocks ergibt sich, daß Kreislaufmittel absolut kontraindiziert sind. Sie verbessern nicht, sondern verschlechtern die bereits vorhandene hämodynamische Störung. Durch eine weitere Engerstellung der Gefäße wird die Gefahr der kapillären Mangeldurchblutung beträchtlich erhöht. Jeder der sich die Frage vorlegt, ob Kreislaufmittel im Schock indiziert sind, muß sich darüber im klaren sein, daß es nicht darum geht, ein Symptom des Schockgeschehens — den Blutdruck — zu behandeln, also eine Blutdruckkosmetik zu betreiben, sondern daß in jedem Falle die Aufgabe der Therapie darin besteht, die kapilläre Durchblutung zu normalisieren, nicht jedoch weiter zu verringern. Lediglich bei *vagal* ausgelösten Schockformen sind *Kreislaufmittel* indiziert, häufig jedoch auch hier nicht erforderlich, da im allgemeinen die körpereigenen Regulationen und die Flachlagerung ausreichen, um in kurzer Zeit zu einer Stabilisierung des Kreislaufes zu führen. Dort wo die Diagnostik des Schocks auf Schwierigkeiten stößt und nicht sofort mit Sicherheit feststellbar ist, ob es sich um eine vagale Reaktion oder einen beginnenden, durch Volumenverluste bedingten Schock handelt, ist in jedem Falle eine Infusionstherapie vorzuziehen.

## Sauerstoff

Steht der Schockzustand im Vordergrund, so ist dennoch die Atemfunktion nicht zu vernachlässigen. Gerade bei Verminderung des zirkulierenden Volumens kommt es darauf an, genügenden Sauerstoff

zur Verfügung zu stellen. Bei einem schweren Schock ist daher in jedem
Falle die möglichst frühzeitige Verabreichung von $O_2$ anzuraten, falls
die Spontanatmung noch als ausreichend angesehen wird. Liegen dagegen zusätzliche Störungen der Atemtätigkeit vor, oder treten sie im
Verlauf der Schockbehandlung auf, so sollte ohne Zeitverlust mit einer
assistierten oder vollständigen Beatmung begonnen werden.

# IV. Lagerung

Bei der Versorgung eines Notfallpatienten gebührt dem *Bewußtlosen* besondere Aufmerksamkeit, gleichgültig, wodurch die Bewußtlosigkeit entstand. Bei diesen Patienten sind die Schutzreflexe, die insbesondere freie Atemwege garantieren, erloschen. Obwohl zunächst
keine eigentliche Störung der Atemtätigkeit vorliegen muß, kann eine
solche schnell nach plötzlich eintretendem Erbrechen oder bei einer
Blutung im Nasen-Rachenraum infolge einer Aspiration entstehen. Wegen dieser bei einem Bewußtlosen nicht auszuschließenden und jederzeit möglichen Komplikation sollte grundsätzlich sofort eine *Seitenlagerung* hergestellt werden, falls nicht mit anderen Methoden (Intubation) die Freihaltung der Atemwege garantiert werden kann. Für
die Seitenlagerung können zwei unterschiedliche Methoden zur Anwendung kommen.

## a) Rautek-Lage

Der Helfer tritt auf die Seite des Verletzten, auf die er ihn zu lagern beabsichtigt; zunächst wird die ihm zugewandte Hand rechtwinklig im Ellenbogengelenk gebeugt und nach oben gelagert.

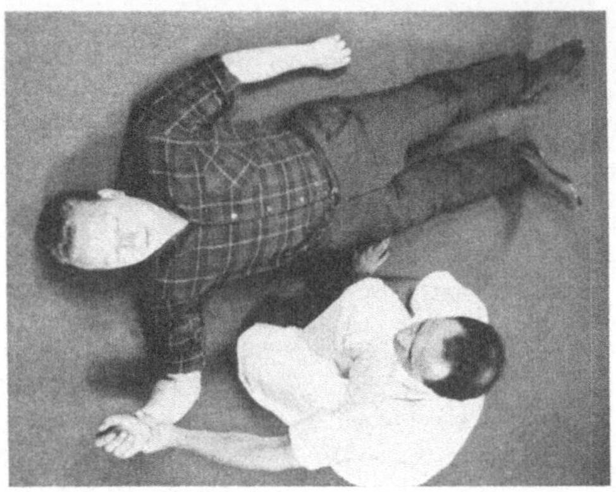

Abb. 53

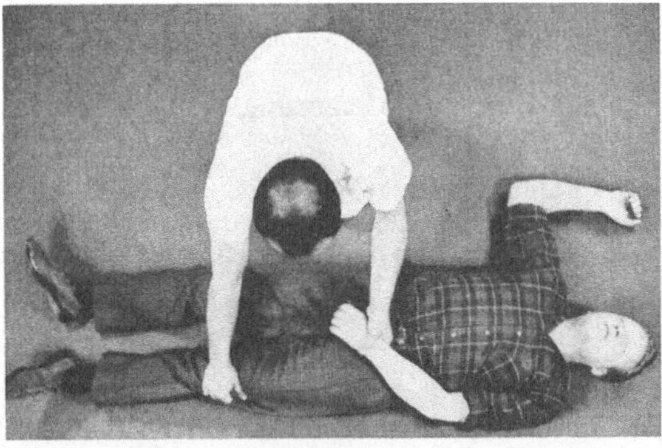

Abb. 54

Die Abb. 54 zeigt das weitere Vorgehen: das gegenüberliegende Bein wird in Höhe des Kniegelenkes, der Arm in Höhe des Handgelenkes gefaßt.

Unter gleichzeitigem Zug an Arm und Bein zieht man den Bewußtlosen zu sich herüber und nähert dabei die Hand des ausgestreckten Armes und das Kniegelenk des zu sich gezogenen Beines einander.

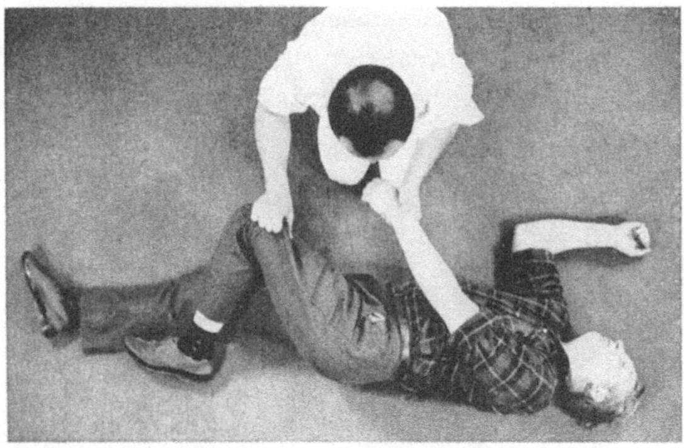

Abb. 55

Die Durchführung der Seitenlagerung ist beendet, die exakte Lagerung der Beine und Arme ist nochmals zu überprüfen. Die Überstrekkung des Kopfes garantiert schließlich freie Atemwege.

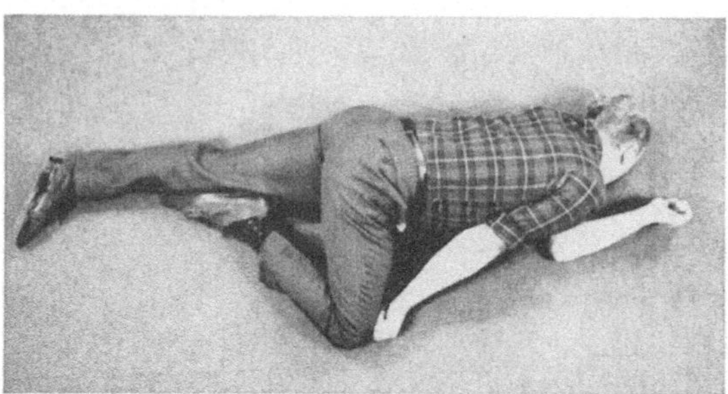

Abb. 56

Mit dieser in wenigen Sekunden durchzuführenden Seitenlagerung wird der Kopf zum tiefsten Punkt. Blut, Schleim oder Erbrochenes können nach außen abfließen. Die Rautek-Lagerung ist zwar schnell und einfach durchzuführen, besitzt jedoch nur eine *geringe* Stabilität und eignet sich daher weniger für den Transport auf der Trage.

## b) Stabile Seitenlagerung

Bei der sich in letzter Zeit immer mehr durchsetzenden *stabilen Seitenlagerung* wird zunächst das dem Helfer zugewandte Bein im Knie- und Hüftgelenk extrem gebeugt (der Fuß steht in Höhe des anderen Kniegelenkes), der Arm der gleichen Seite eng an den Körper angelegt, die Hand dieses Armes unter das Gesäß geschoben.

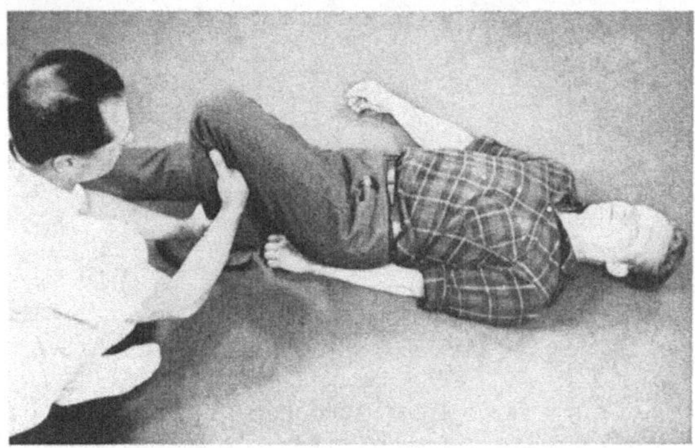

Abb. 57

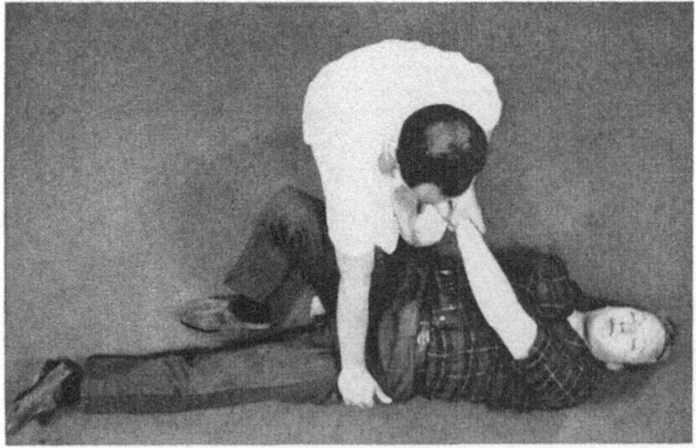

Abb. 58

Nach dieser Vorbereitung ergreift man die Schulter- und Gesäßpartie der gegenüberliegenden Seite des Patienten, zieht den Bewußtlosen zu sich herüber und erreicht sofort eine stabile Seitenlage.

Das unten liegende Bein ist gebeugt, das oben liegende gestreckt, der untere Arm wird auf der Rückenseite abgewinkelt gelagert. Die Abb. 59 zeigt die zusätzlich notwendige Überstreckung des Kopfes. Die Fingerspitzen, besser die Faust des oben liegenden Armes fixieren gleichzeitig die Kopfstellung.

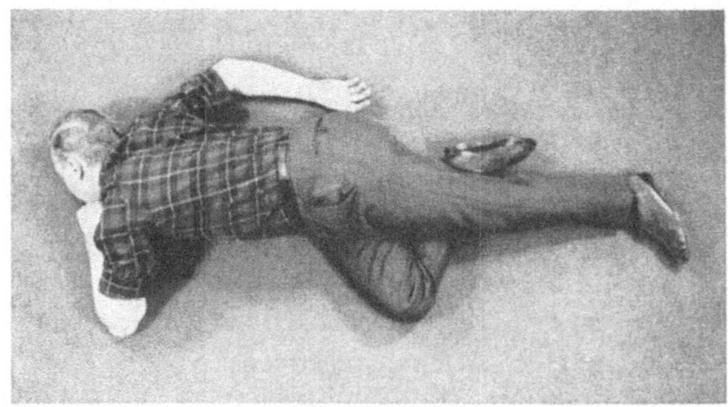

Abb. 59

Auf der Abb. 60 ist die stabile Seitenlagerung bei einem bewußtlosen Verletzten dargestellt.

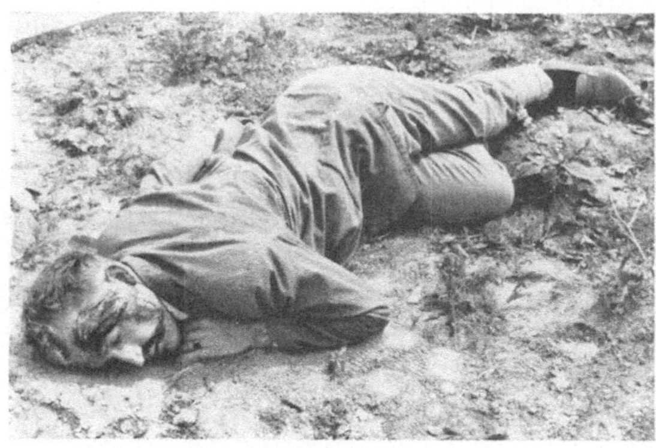

Abb. 60

Die Lagerung kann sowohl auf die rechte als auch auf die linke Seite erfolgen.

Liegt zusätzlich eine Verletzung eines Beines vor, so wird der Verunglückte auf diese Seite gelagert, d. h. bei einem Bruch im Bereich des rechten Beines — Seitenlagerung nach rechts, bei einem Bruch im Bereich des linken Beines — Seitenlagerung nach links. Bei einer Oberarm- oder Schlüsselbeinfraktur soll der Verletzte auf die *entgegengesetzte* Seite gelagert werden, d. h. bei einem rechtsseitigen Oberarm- oder Schlüsselbeinbruch auf die linke Seite. Auch bei dem Verdacht auf einen Wirbelbruch und gleichzeitiger Bewußtlosigkeit muß die Gefahr der Verlegung der Atemwege *höher* gewertet werden, *falls* eine Blutung im Nasen-Rachenraum besteht oder Erbrechen droht. In jedem Falle geht es ja bei der Anwendung der lebensrettenden Sofortmaßnahmen zunächst darum, die *akute* Lebensbedrohung zu beseitigen, wobei man selbstverständlich so schonend wie möglich vorgeht und versucht, eine Verschlimmerung der örtlichen Verletzung zu vermeiden.

Die Seitenlagerung selbst verhindert die Aspiration, sie setzt jedoch nicht von vornherein freie Atemwege voraus. Sofort nach der Durchführung der Lagerung müssen also in jedem Fall, gleichgültig, welche Methode man anwendet, die Kopf- und Kieferhaltung in der bereits beschriebenen Form korrigiert werden. Auch bei noch intakter Eigenatmung eines Bewußtlosen ist eine sorgfältige Überwachung unerläßlich. Mit einer der genannten Seitenlagerungen lassen sich Komplikationen vermeiden, die ohne Hilfsmittel und Geräte praktisch nicht mehr behebbar sind. *Jeder der Erste Hilfe leistet, sollte daran denken, daß ein Bewußtloser, der länger als 5 Minuten in Rückenlage bleibt und dessen Atemwege durch die zurückfallende Zunge und den Unterkiefer blockiert werden, stirbt oder irreversible Schäden erleidet, auch wenn die Verletzung selbst eine Wiederbelebung ermöglicht hätte.*
Eine Beatmung ist auch mit Hilfe der Atemspende oder Geräten in der Seitenlage möglich.

### c) Hinweise für die Lagerung auf dem Transport

Spezielle Verletzungen und Erkrankungen erfordern darüber hinaus eine bestimmte Lagerung. Die folgende Abbildung gibt die hierfür wichtigsten Hinweise:

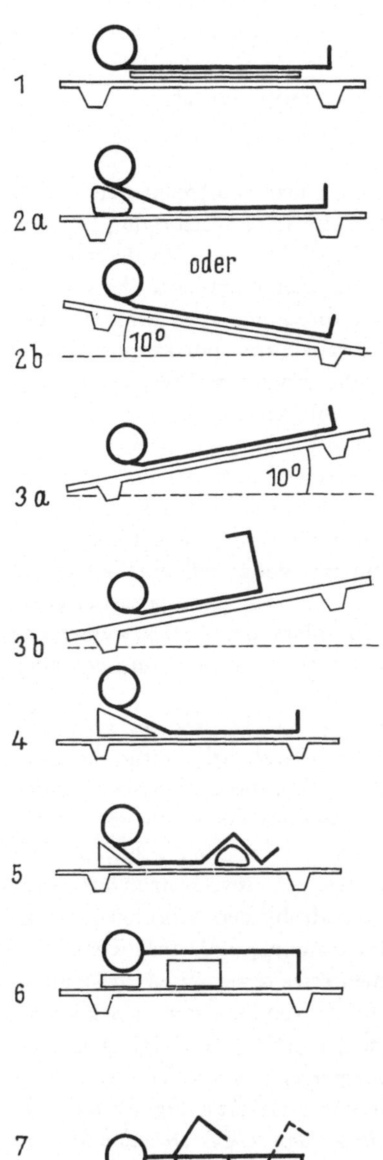


Transportlagerung bei Verdacht auf Wirbel- und Beckenfrakturen (Bewußtsein erhalten).

Schädelverletzte, insbesondere offene Schädelfrakturen (bei erhaltenem Bewußtsein und ohne Anzeichen eines Schocks).

Bei 2 b: Schräglagerung — Kopf hoch, Beine tief — nie mehr als 10—15°.

Lagerung bei schockgefährdeten Pat. oder bereits ausgeprägtem Schock. Schräglagerung — Kopf tief, Beine hoch — nie mehr als 10—15°.

Evtl. zusätzlich Beine in Taschenmesserposition bringen.

Alle Brustkorbverletzungen, bei ausgeprägter Dyspnoe, bei Asthmaanfällen und Atemnot aus anderer Ursache.

Bei Verletzungen und Erkrankungen des Bauchraumes (Entspannen des Bauches)

Bei Blutungen und Verletzungen des Gesichtsschädels evtl. Bauchlagerung

Seitenlagerung grundsätzlich zum Transport Bewußtloser ohne Intubation, zusätzlich bei schweren, insbesondere offenen Schädelverletzungen, Kopfende leicht anheben.

Abb. 61

# V. Der Transport von Notfallpatienten

Die zwischen dem Unfallereignis oder dem Auftreten der akuten lebensbedrohlichen Erkrankung und der klinischen Versorgung liegende gefährliche Zeitspanne beinhaltet den *Transport*. Jede Wiederbelebung muß daher bis zum Erfolg, oder — falls dieser am Orte des Geschehens nicht eintritt — ohne jede Unterbrechung auch während des Transportes fortgeführt werden. Die Krankentransportfahrzeuge sollten heute mit zusätzlichen Hilfsmitteln ausgerüstet sein (z. B. Beatmungs- und Absauggeräte, Infusionslösungen usw.). Auch für das Transportpersonal besteht die wesentlichste Aufgabe darin, die begonnenen lebensrettenden Sofortmaßnahmen fortzusetzen, um das Überleben des Patienten zu sichern. Bei Schwerverletzten kann es notwendig werden, da nur ein Transportsanitäter für die Betreuung des Patienten im Krankenraum zur Verfügung steht, daß ein bereits bei der Erstversorgung tätiger Helfer zusätzlich den Transport begleitet. In einigen Fällen wird sogar die Anwesenheit des Arztes wünschenswert sein, um z. B. eine Beatmung und Herzmassage in ausreichender Weise fortführen zu können.

Als Grundsatz für die Durchführung des Transportes gilt: Der Verletzte oder Erkrankte soll zwar so *schnell* wie nötig, aber so *schonend* wie möglich in die nächste Klinik gebracht werden. Leider wird der zweite Teil dieser Forderung, nämlich der schonende Transport, auch heute nicht in genügender Weise beachtet. Schnelles Anfahren und Bremsen, unnötige Erschütterungen usw. können insbesondere dann, wenn Patienten mit lebensbedrohlichen Störungen transportiert werden, zu erheblichen Komplikationen, evtl. zum Tode führen. Da auch die in der Klinik gegebenen erweiterten Wiederbelebungsmöglichkeiten nur dann mit Erfolg zur Anwendung kommen können, wenn bei dem Verletzten nicht unwiderrufliche Schädigungen aufgetreten sind, sollte sich das Transportpersonal stets der besonderen Verantwortung bewußt sein. *Eine überhöhte Geschwindigkeit und unsachgemäßes Fahren gehören sicher nicht zu den lebensrettenden Sofortmaßnahmen, im Gegenteil, sie bedrohen das Leben des Patienten.*

Der zweite Transportsanitäter hat sich stets im Krankenraum bei dem Verletzten oder Erkrankten aufzuhalten. Auch dann wenn noch keine lebensbedrohlichen Störungen vorhanden sind, können sie sich jederzeit während des Transportes einstellen, da der Zustand schnell wechselt und allein ein bei dem Patienten auftretendes Erbrechen zu einer akuten Bedrohung führt.

Die Verwendung von *Blaulicht* und *Martinshorn* ist echten Notfallsituationen vorbehalten. Eine großzügige Verwendung dieser für den Notfall vorgesehenen Hilfsmittel gefährdet den Verkehr und stört den Transport. Jeder Krankenwagenfahrer, der Blaulicht und Martinshorn nicht für den Ausnahmefall reserviert läßt, verschafft sich unberechtigte Vorteile und handelt grob fahrlässig. Verletzte oder Erkrankte im lebensbedrohlichen Zustand dürfen *nie* in einem Pkw oder anderen nicht zum Transport von Kranken oder Verletzten vorgesehenen Fahrzeugen transportiert werden. In diesen Fahrzeugen lassen sich die zur Lebenserhaltung notwendigen Maßnahmen nicht durchführen. Jeder Versuch, durch einen Behelfstransport Zeit zu gewinnen, ist daher sinnlos. *Gegen diese hier nur skizzierten Grundsätze wird täglich verstoßen.* Jeder Arzt, der eine Notversorgung durchführt, muß daher klare Anweisungen für den Transport geben. Hierzu gehört auf jeden Fall die Ermahnung, eine für den Notfallpatienten *schonende* Fahrweise einzuhalten. Leider haben sich bisher nur wenige Ärzte mit den Fragen des Krankentransportes beschäftigt. Die Auswahl der Fahrzeuge, die Ausstattung mit Geräten und Instrumentar aber auch die Schulung der im Krankentransportdienst tätigen Sanitäter widerspricht, von wenigen erfreulichen Ausnahmen abgesehen, den heute gültigen medizinischen Erkenntnissen. Ärztliche Empfehlungen liegen den zuständigen Institutionen in ausreichender Zahl vor, sie enthalten überzeugende Argumente. Die im Krankentransport tätigen Rettungsorganisationen können sicher nicht alleine die Forderungen erfüllen, die wir insbesondere für die Erstversorgung von Notfallpatienten aufzustellen haben. Sie bedürfen dazu dringend der ärztlichen Mitarbeit, sei es, daß sich Ärzte in ausreichender Zahl für die Schulung der Transportsanitäter zur Verfügung stellen oder in anderer Weise bei der *dringend notwendigen Reorganisation* des Krankentransportdienstes behilflich sind.

Neuere Modelle von Krankenwagen (Rettungswagen, Notfallwagen) bieten endlich den Raum, und die Ausrüstung, die die Transportsanitäter oder der Arzt für die Durchführung lebensrettender Sofortmaßnahmen benötigen.

Hierzu gehören u. a. das Absaugen, die Möglichkeit einer Kopftief-lagerung und die Durchführung einer Infusion.

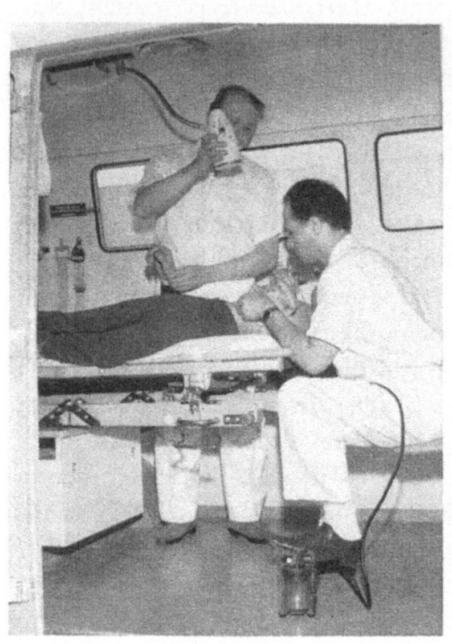

Abb. 62

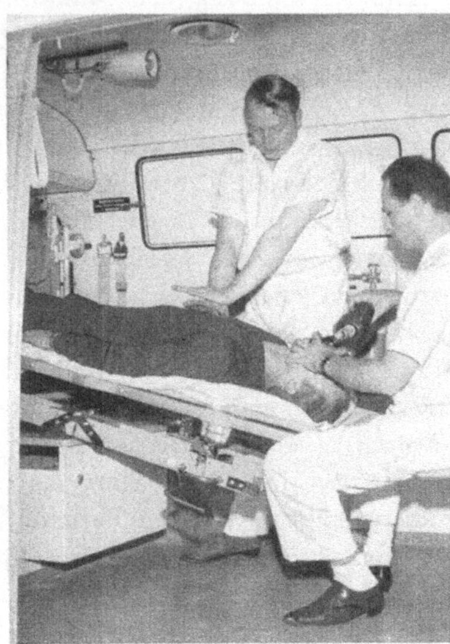

Abb. 63

Auch die Beatmung und Herzmassage können ohne Unterbrechung und mit dem gleichen Effekt wie außerhalb des Fahrzeuges zur An-wendung kommen. In den heute noch vorwiegend verwendeten Kran-kentransportwagen lassen sich lebensbedrohlich Erkrankte oder Ver-letzte dagegen nicht in ausreichender Weise betreuen oder versorgen. Dieser Umstand, die häufig gleichzeitig fehlende Ausbildung und der Mangel an Fachpersonal stellen zumindest für jeden Notfallpatienten eine beträchtliche zusätzliche Lebensbedrohung dar. Statt einer Ersten Hilfe resultiert auf Grund dieser Unzulänglichkeiten dann nicht selten ein zweiter nicht mehr behebbarer Schaden. Die Ärzte sollten daher zumindest in ihrem Bereich Voraussetzungen schaffen, die zu der mit geringem Aufwand möglichen Verbesserung der Erstversorgung eines Notfallpatienten führen.

## VI. Schluß

In der Wiederbelebung stehen wir trotz der in den letzten Jahren erzielten Fortschritte erst am Anfang. Dennoch läßt sich auf Grund der vorliegenden Erfahrungen feststellen, daß schon heute die Anwendung der uns zur Verfügung stehenden lebensrettenden Sofortmaßnahmen nicht mehr nur auf Unfallverletzte beschränkt bleiben darf. Außerhalb aber auch innerhalb der Kliniken müssen Vorbereitungen getroffen werden, um jederzeit Laienhelfer, Ärzte, das Instrumentar und die Geräte für eine zeitgerecht einsetzende und wirkungsvolle Wiederbelebung zur Verfügung zu haben. Einer dringenden Reorganisation bedarf der Krankentransportdienst. Darüber hinaus sollte endlich sichergestellt werden, daß heute kein Medizinstudent die Universität verläßt, ohne in ausreichender Weise Kenntnisse in der Durchführung lebensrettender Sofortmaßnahmen nachgewiesen zu haben. Auch jeder Arzt, gleich welchen Fachgebietes, muß sich bemühen, die wenigen und außerdem einfachen Wiederbelebungsmaßnahmen durch praktische Übungen zu erlernen und durch Wiederholungen zu festigen. Nur unter diesen Voraussetzungen wird es möglich sein, Schwerverletzten und lebensbedrohlich akut Erkrankten, also Notfallpatienten, eine bessere Überlebenschance zu geben. Nur dann werden diese Patienten die Klinik erreichen, ohne daß sie irreversible Schäden erlitten und erst dann können die heute schon in den Kliniken zur Verfügung stehenden erweiterten Reanimationsmöglichkeiten mit Erfolg eingesetzt werden.

# Literatur

Aus der großen Zahl von Veröffentlichungen über Fragen der Wiederbelebung sind im folgenden Literaturverzeichnis nur eine begrenzte Anzahl von Arbeiten ausgewählt worden.


AHNEFELD, F. W.: Erste Hilfe und örtliche Behandlung bei Verbrennungen. Ärztl. Praxis 17, 899—902 (1965).
— u. M. ALLGÖWER: Der Schock: Entstehung, Verlauf und Therapie. Dtsch. med. Wschr. 87, 425—431 (1962).
AHRER, E.: Verletzungen des Brustkorbes im Frieden. Hefte z. Unfallheilk. 77. Berlin-Göttingen-Heidelberg: Springer 1964.
BARTH, H., u. H. L'ALLEMAND: Beitrag zur Geschichte der Wiederbelebung. Bruns' Beitr. klin. Chir. 210, 95—97 (1965).
BÜRKLE DE LA CAMP, H.: Die Bedeutung der Erstversorgung Unfallverletzter. Hefte z. Unfallheilk. 55, 67—78 (1956).
DITTMAR, H. A., G. FRIESE u. E. NUSSER: Transthorakale Defibrillation. Klin. Wschr. 40, 570 (1962).
DUESBERG, R., u. H. SPITZBARTH: Klinik und Therapie der Kollapszustände. Stuttgart: Friedr.-Karl-Schattauer-Verlag 1963.
FREY, R., J. JUDE u. P. SAFAR: Die äußere Herzwiederbelebung. Dtsch. med. Wschr. 87, 857—863 (1962).
—, E. KOLB u. U. HENNEBERG: Gefahren der äußeren Herzwiederbelebung. Dtsch. med. Wschr. 89, 630—634 (1964).
— u. H. NOLTE: Beatmung am Unfallort durch Arzt und Laien. Therapiewoche 15, 481—482 (1965).
FRIEDHOFF, E.: Ärztliche Anforderungen an den Krankenkraftwagen aus ärztlicher Sicht. Zbl. Verkehrs-Med. 8, 133—138 (1962).
— Verletztentransportwagen, Notfallarztwagen, Operationswagen. Therapiewoche 15, 441—443 (1965).
FRIESE, G.: Ergebnisse der modernen Behandlung des akuten Kreislaufstillstandes. Dtsch. med. Wschr. 88, 2175 (1963).
GÖGLER, E.: Chirurgische Erstversorgung am Unfallort. Hefte z. Unfallheilk. 78, 182—187 (1964).
GRUBER, U. F.: Sofortmaßnahmen bei Schockpatienten. Fortschr. Med. 83, 293—297 (1965).
— u. M. ALLGÖWER: Soforttherapie bei Verbrennungen. Fortschr. Med. 81, 615—618 (1965).
HIRSCH, W.: Der bewußtlose Patient. Therapiewoche 14, 444—448 (1964).
HORATZ, K.: Verkehrsunfall und praktischer Arzt. KVDA-Mitt. 1/1960, 3—4.

Hossli, G.: Die Behandlung des Bewußtlosen durch den praktischen Arzt. Z. ärztl. Fortbild. **51**, 955—967 (1962).

Hügin, W.: Ist eine Wiederbelebung von Herz und Kreislauf am Unfallort möglich? Therapiewoche **15**, 485—489 (1965).

Hutschenreuter, K.: Wiederbelebung von Atmung und Kreislauf am Unfallort. Mkurse ärztl. Fortbild. **13**, 341—345 (1963).

Just, O. H.: Respiratorische und zirkulatorische Wiederbelebung. Fortschr. Med. **82**, 763—767 (1964).

Koslowski, L., u. W. Thies: Bericht über 5900 Schädel-Hirn-Traumen. Mschr. Unfallheilk. **67**, 97—103 (1964).

Kouwenhoven, W. B., J. R. Jude u. G. G. Knickerbocker: Closed-chest cardiac-massage (Herzmassage am geschlossenen Thorax). J. Amer. med. Ass. **173**, 1064—1067 (1960).

Läuppi, E.: Die Aspiration bei Opfern des Straßenverkehrs. Schweiz. med. Wschr. **84**, 335—338 (1954).

Lassner, J.: Ärztliche Hilfe bei Kollektiv-Katastrophen im Bergbau — Erfahrungen aus Frankreich. Therapiewoche **15**, 454—456 (1965).

Leers, H.: Ausrüstung und Ausbildung für die Erste Hilfe am Unfallort in der Bundeswehr. Therapiewoche **15**, 432—437 (1965).

Loennecken, S. J.: Neue Wege in der Ersten Hilfe. Zbl. Verkehrs-Med. **5**, 67—71 (1959).

Moeschlin, S.: Klinik und Therapie der Vergiftungen. 4. Aufl. Stuttgart: Georg Thieme 1964.

Nolte, H., u. R. Frey: Welche einfachen Beatmungsmethoden sind bei der Reanimation am Unfallort empfehlenswert? Münch. med. Wschr. **107**, 1664—1666 (1965).

Orbach, H.: Erstversorgung am Unfallort. Stuttgart: Georg Thieme 1965.

Rehn, J.: Der Schock in der Unfallchirurgie und seine Behandlung. Mschr. Unfallheilk. **66**, 190—196 (1963).

— Ärztliche Probleme am Unfallort. Rhein. Ärzteblatt **19**, 700—701 (1965).

Safar, P., and R. A. Brose: Ambulance design and equipment for resuscitation. Arch. Surg. **90**, 343—348 (1965).

—, L. A. Escarraga, and J. O. Elam: Comparison of mouth-to-mouth and mouth-to-airway methods of artificial respiration with chest-pressure arm-lift-methods. New Engl. J. Med. **258**, 671—677 (1958).

—, T. C. Brown, W. J. Holtey, and R. J. Wilder: Ventilation and circulation with closed-chest cardiac massage in man. J. Amer. med. Ass. **176**, 574—576 (1961).

Schaeffer, H.: Die Punktion der Vena anonyma und ihre Technik. Mkurse ärztl. Fortbild. **13**, 457—458 (1963).

Stoeckel, W.: Der Unfallrettungsdienst und seine Probleme aus der Sicht des Deutschen Roten Kreuzes. Therapiewoche **15**, 438—440 (1965).

— Sofortmaßnahmen am Unfallort. Med. Welt **59**, 1396—1402 (1965).

Tönnis, W., u. R. A. Frowein: Wie lange ist Wiederbelebung bei schweren Hirnverletzungen möglich? Mschr. Unfallheilk. **66**, 169—189 (1963).

Ulmer, W. T., H. P. Harrfeldt u. G. Reichel: Die Durchführung der verschiedenen Mund-zu-Mund-Beatmungsmethoden. Dtsch. med. Wschr. **87**, 67 (1960).

Ungeheuer, E., u. H. Contzen: Erste Hilfe am Unfallort durch den Arzt. Z. ärztl. Fortbild. **51**, 948—954 (1962).

Wendl, H. K.: Die Wiederbelebung des asphyktischen Neugeborenen als Notfallmaßnahme. Med. Welt **13**, 1730 (1964).

Wilken, L.: Wiederbelebungsmaßnahmen am Unfallort. Dtsch. Gesundh.-Wes. **19**, 448—452 (1964).

Zukschwerdt, L.: Möglichkeiten des ärztlichen Einsatzes am Unfallort zur Minderung der Unfallfolgen. Zbl. Verkehrs-Med. **4**, 15—18 (1958).

Herstellung: Konrad Triltsch, Graphischer Betrieb, Würzburg

# Erschienene Bände der Heidelberger Taschenbücher


1   Max Born: Die Relativitätstheorie Einsteins
4. Auflage. Mit 143 Abbildungen. XII, 329 Seiten. 1964. DM 10,80

2   K. H. Hellwege: Einführung in die Physik der Atome
2. erweiterte Auflage. Mit 80 Abbildungen. VIII, 162 Seiten. 1964. DM 8,80

3   Wolfhard Weidel: Virus und Molekularbiologie
2. erweiterte Auflage. Mit 26 Abbildungen. VIII, 160 Seiten. 1964. DM 5,80

4   L. S. Penrose: Einführung in die Humangenetik
Mit 32 Abbildungen. VIII, 121 Seiten. 1965. DM 8,80

5   Hans Zähner: Biologie der Antibiotica
Mit 68 Abbildungen. VIII, 113 Seiten. 1965. DM 8,80

6   Siegfried Flügge: Rechenmethoden der Quantentheorie
3. Auflage. Mit 30 Abbildungen. X, 281 Seiten. 1965. DM 10,80

7/8   G. Falk: Theoretische Physik I und I a
auf der Grundlage einer allgemeinen Dynamik
Band 7: Elementare Punktmechanik (I). Mit 29 Abbildungen. X, 152 Seiten. 1966. DM 8,80
Band 8: Aufgaben und Ergänzungen zur Punktmechanik (I a). Mit 37 Abbildungen VIII, 152 Seiten. 1966. DM 8,80

9   Kenneth W. Ford: Die Welt der Elementarteilchen
Mit 47 Abbildungen. XII, 242 Seiten. 1966. DM 10,80

10   Richard Becker: Theorie der Wärme
Mit 124 Abbildungen. XII, 320 Seiten. 1966. DM 10,80

11   P. Stoll: Experimentelle Methoden der Kernphysik
Mit 79 Abbildungen. XII, 178 Seiten. 1966. DM 10,80

12   B. L. van der Waerden: Algebra I
7. neubearbeitete Auflage der Modernen Algebra
XII, 271 Seiten. 1966. DM 10,80

**13** H. S. Green: Quantenmechanik in algebraischer Darstellung
VIII, 106 Seiten. 1966. DM 8,80

**14** Alfred Stobbe: Volkswirtschaftliches Rechnungswesen
Mit 17 Schaubildern. XVI, 254 Seiten. 1966. DM 10,80

**15** Lothar Collatz / Wolfgang Wetterling: Optimierungsaufgaben
Mit 38 Abbildungen. XII, 181 Seiten. 1966. DM 10,80

**16/17** Albrecht Unsöld: Der neue Kosmos
Mit 143 Abbildungen. X, 356 Seiten. 1967. DM 18,—

**18** Fred Lembeck / Karl-Friedrich Sewing: Pharmakologie-Fibel
Tafeln zur Pharmakologie-Vorlesung
VIII, 117 Seiten. 1966. DM 5,80

**19** A. Sommerfeld / H. Bethe: Elektronentheorie der Metalle
Mit 60 Abbildungen. VIII, 290 Seiten. 1967. DM 10,80

**20** K. Marguerre: Technische Mechanik
1. Teil: Statik
Mit 235 Figuren. VIII, 132 Seiten. 1967. DM 10,80

**23** B. L. van der Waerden: Algebra II
5. Auflage der Modernen Algebra
XII, 300 Seiten. 1967. DM 14,80

**24** Manfred Körner: Der plötzliche Herzstillstand
Akuter Herz- und Kreislaufstillstand
Mit 18 Abbildungen. XII, 113 Seiten. 1967. DM 8,80

**25** W. Reinhard: Massage und physikalische Behandlungsmethoden
Mit 52 Abbildungen. VIII, 79 Seiten. 1967. DM 8,80

**26** H. Grauert / I. Lieb: Differential- und Integralrechnung I
Mit 25 Abbildungen. X, 200 Seiten. 1967. DM 12,80

**27** G. Falk: Theoretische Physik II. Thermodynamik
Mit 35 Abbildungen. VIII, 220 Seiten. 1967. DM 14,80


**Bitte Gesamtverzeichnis der Reihe anfordern!**